Kay A. Schönewerk

Das Weiße ohne das Gelbe

Wie ich mit dem richtigen Frühstück
50 Kilo abgenommen habe

Kay A. Schönewerk

Das Weiße ohne das Gelbe

Wie ich mit dem richtigen Frühstück
50 Kilo abgenommen habe

*„Ich habe 50 Kilo in neun Monaten abgenommen.
Dabei hatte ich an keinem einzigen Morgen das Gefühl,
beim Frühstück etwas zu vermissen."*

4iMEDIA

Herausgeber: Kay A. Schönewerk
Alle Rechte vorbehalten
www.4iMEDIA.com

Projektverantwortung: Sandra Simon, Stephanie Schreiber
Redaktion: Juliane Schulz
Layout/Satz: Robert Sittig
Zeichnungen/Karikaturen: Uta Schöneberg
Herstellung: MaXxPrint GmbH, Leipzig
1. Auflage, Leipzig 2012

ISBN 978-3-00-037646-7

Mein Dank geht an meine Frau Jeanette und meine Kinder – für jedes „Gelbe", das sie vom „Weißen" gegessen haben. Und natürlich für jedes gemeinsame Frühstück!

Inhaltsverzeichnis

Begrüßung.. S. 12

Einführung und Grundlagen.. S. 14

Warum ein Frühstücksbuch?...................................... S. 17

„Minus 10: Einmal Kaffee schwarz, bitte!".................. S. 23
Wie ich mit Hilfe von Getränken, ersten Ei-Experimenten und selbstgemachten Salaten die ersten zehn Kilo abgenommen habe

„Minus 20: Laugenbrezeln zum Frühstück
gehen immer.".. S. 55
Wer schon am Morgen seine Kalorien von Backwerk, Schinken und Co. zusammenrechnet, kann wie ich 20 Kilo abnehmen

„Minus 30: Schinken - ich will viel Schinken.".......... S. 81
Es muss nicht immer Aufschnitt sein, denn auch mit Fleisch und Fisch habe ich die 30-Kilo-Marke geschafft

„Minus 40: Das Weiße ohne das Gelbe.".................... S. 99
Mit verschiedenen Ei-Variationen und kalorienarmen Fruchtaufstrichen bringe ich 40 Kilo weniger auf die Waage

„Minus 50: Quark macht stark und schlank." .... S. 121
Nicht nur Quark hilft beim Abnehmen – auch mit dem richtigen Käse habe ich mich um 50 Kilo reduziert

Mein Leben heute .... S. 147

Begrüßung

In den letzten zehn Jahren habe ich im Durchschnitt jedes Jahr fünf Kilo dazugewonnen. Ich sage auch bewusst gewonnen, weil Essen ein schöner Ausgleich zu meinem stressigen Alltag war. So habe ich kontinuierlich an Fülle gewonnen.

Bei 125 Kilo Lebendgewicht war dann aber Schluss! So konnte es nicht weitergehen. Dann habe ich in neun Monaten 50 Kilo abgenommen. Ganz ohne Pillen, Operationen und teure Abnehmprogramme. Und ich halte bislang sehr erfolgreich mein Wunschgewicht auf diesem Stand.

Während meines Gewichtsverlustes habe ich nur wenige Kohlenhydrate zu mir genommen. Dieses „Low Carb" bedeutet jedoch nicht gänzlicher Verzicht auf Kohlenhydrate und harte Diät auf das Schärfste, sondern einfach nur deutlich weniger „Carb" als gewöhnlich. Also waren bei meinem Essen immer noch Kohlenhydrate dabei.

Mein Wunschgewicht habe ich jetzt erreicht und halte es bereits seit einigen Monaten erfolgreich – mit dem richtigen Level an Kohlenhydraten und Kalorien. Also die Menge, mit der ich nicht mehr abnehme, sondern mein Gewicht halte.

Mein Ansatz für ein nachhaltig gesundes Abnehmen war und ist es also, in der heißen Phase des Abnehmens sehr wenig Kohlenhydrate zu mir zu nehmen – und nach dem Erreichen des Wunschgewichts die Kohlenhydrat- und Kalorienanzahl auf das Niveau zu heben, das man nach dem Abspecken für das Halten des Gewichts braucht. Denn nach dem gesunden Gewichtsverlust darf man im Rahmen einer eiweißbetonten Ernährung auch wieder etwas mehr Kohlenhydrate zu sich nehmen. Man muss eben nur für sich selbst das richtige Maß und den Rhythmus finden.

Den Weg, den ich in den neun Monaten beschritten habe, und welche Erfahrungen (es sind insgesamt 50) ich dabei beim Frühstücken gemacht habe, möchte ich Ihnen auf den folgenden Seiten beschreiben.

„Das Weiße ohne das Gelbe" besteht aus authentischen Erfahrungen und originellen Geschichten rund um das Thema Abnehmen – schon am Frühstückstisch. Ich will zeigen, wie man mit einfachen Mitteln erfolgreich in den Tag starten kann, um Kalorie für Kalorie zu vernichten und Fettpolster für Fettpolster zu verbrennen.

Viel Spaß beim Lesen, Stöbern und inspirieren lassen.

Ihr Kay Schönewerk alias "Minus Fünfzig"

PS: Eines ist noch wichtig – sofort schlank und plötzlich dünn geht nicht von allein. Ohne das eigene Gehirn einzuschalten, wird sich auf der Waage nichts ändern. Da können Crash-Kuren und Blitz-Diäten versprechen, was sie wollen. Es geht nur über den festen Willen und die eigene Motivation! Und dabei möchte ich Sie mit diesem Buch unterstützen!

Einführung und Grundlagen

Eine Frage höre ich immer wieder: „Wie hast du das nur geschafft, in neun Monaten ganze 50 Kilo abzunehmen?" Ich zähle dann ein paar Sachen auf, die bei mir beim Abnehmen wichtig waren: Disziplin, Analyse des eigenen Essverhaltens, Ausdauersport, Muskelaufbau, Disziplin, Kalorien zählen, tägliches Wiegen, Disziplin, Low Carb, Low Fat, Low Cal, Disziplin – und natürlich ganz viel Disziplin.

Eigentlich ist Abnehmen wirklich ganz simpel. Man muss einfach weniger Kalorien im Körper behalten als der Körper zum Leben braucht. Das schafft man entweder durch Sport, indem man mehr Kalorien verbrennt als man zu sich nimmt, oder man nimmt durch veränderte Ernährung weniger Kalorien zu sich, als man benötigt. Da beides für sich genommen aber ziemlich einseitig und schwierig ist, habe ich es kombiniert. Ich habe also anders gegessen (Low Fat, Low Cal und Low Carb), wurde damit satt und habe dennoch weniger Kalorien zu mir genommen. Und ich habe Sport gemacht und alles durch Kalorienzählen und Wiegen „überwacht". Gehungert habe ich dabei nicht, weil ich mein Essverhalten geändert habe. Denn Low Carb, Low Fat und Low Cal bedeuten zusammengenommen: gleiches Volumen des Essens, also „satt" werden, mit weniger Kalorien und weniger Kohlenhydraten, die der

Körper schneller als Fett speichern könnte. Mein Körper hatte keine andere Chance als abzunehmen, obwohl er immer satt war. Simpel, aber es hat funktioniert.

Muss man denn aber mehr Eiweiß oder Fett essen, wenn man den Verzehr von Kohlenhydraten stark reduziert? Da streiten sich tatsächlich die Gelehrten. Ich habe meinen Weg in mehr Eiweiß gefunden, weil mehr Fett aus meiner Sicht auch mehr Kalorien bedeutet. Also habe ich mich für das kalorienärmere Eiweiß entschieden, was gut funktioniert hat.

Low Carb heißt aber nicht „No Carb" – das ist wichtig! Weniger Kohlenhydrate ja – aber bitte nicht gänzlich darauf verzichten, das hält man nicht lange durch. Motiviert habe ich mich vor allem durch kleine tägliche Erfolge auf der Waage. Ich habe jeden 100-Gramm-Schritt gefeiert und mich zwischendurch mit neuer Kleidung immer wieder motiviert. Auch der Zuspruch der Freunde und Kollegen hat geholfen.

Aber vor allem ist es der eigene Anspruch, der zählt und einen antreibt! Eigenmotivation! Ohne die hat man keine Chance. Viele sagen „Es muss Klick machen". Und das ist auch so, ohne dieses „Klick" geht abnehmen definitiv nicht. Wer noch nicht soweit ist, muss eben immer weiter zunehmen, bis der Leidensdruck zu groß wird. Das klingt hart, ist aber so. Dann funktioniert es auch mit dem Abnehmen. Aber wünschen allein wird definitiv nicht funktionieren!

Viele Leute fragen mich oft „Wird der Speiseplan im Laufe der Zeit nicht eintönig, wenn man auf Brot, Nudeln,

Reis und Süßigkeiten verzichtet?" Oh nein, das dachte ich auch erst. Aber ich habe mir so viele kleine und schnelle Rezepte ausgedacht. Ich esse jetzt sogar deutlich abwechslungsreicher als früher. Es ist also das Gegenteil der Fall! Zudem ist das Internet voll von guten Ideen für Low-Carb-, Low-Cal- und Low-Fat-Gerichte.

Da wäre noch das Thema mit dem Jo-Jo-Effekt. Solange ich meinen Kopf beim Essen einschalte und bewusst mit meiner Ernährung und meinem Gewicht umgehe, hat ein Jo-Jo-Effekt aus meiner Sicht keine Chance. Es ist ein bisschen wie beim Autofahren. Auf die Frage „Glauben Sie nicht, dass Sie irgendwann einen schweren Unfall haben werden?" würde man ähnlich wie auf die Frage nach dem Jo-Jo-Effekt antworten: „Mit der nötigen Fahrerfahrung, dem konsequenten Einhalten von Verkehrsregeln, dem nötigen Verantwortungsbewusstsein und natürlich immer mit einer Portion Disziplin wird die Gefahr eines schweren Unfalls extrem gemindert. Und so ist es auch mit dem Jo-Jo-Effekt.

Warum ein Frühstücksbuch?

Die Begründung ist eigentlich ganz einfach. Weil ich beim Abnehmen festgestellt habe, dass es gerade am frühen Morgen recht schwierig ist, sich diszipliniert im Sinne von Low Carb zu ernähren. Irgendwann gehen einem die Ideen und Alternativen aus. Und dann locken wieder Brötchen und Konfitüre, Schokocreme und Buttercroissant – und alles ist für die Katz.

Daher habe ich mich entschieden, auf den folgenden Seiten meine Ideen rund um das Thema Frühstück aufzuschreiben. All dies habe ich tatsächlich erlebt, ausprobiert und für gut befunden – für mich wohlgemerkt! Ob diese Ideen und Ansätze für alle passen, kann ich nicht sagen, ich weiß nur: Bei mir hat es funktioniert und ich war zufrieden. Teilweise war ich selbst erstaunt, wie abwechslungsreich man sich auch zum Frühstück mit Low Carb, wenig Fett und wenig Kalorien ernähren und somit abnehmen kann.

Was ich in den neun Monaten des Abnehmens gelernt habe ist, dass auch ein reichhaltiges Frühstück entgegen landläufiger Meinungen nicht dazu führt, dass man tagsüber weniger Hunger hat. Und das deckt sich sogar mit einer Studie, die ergab, dass unabhängig davon, was die Probanden am Morgen zu sich nahmen, die Mahlzeiten mittags und abends dennoch immer gleich ausfielen.

Meine Erkenntnis: Bei einem reichhaltigen Frühstück führt man also dem Körper über den gesamten Tag mehr Energie zu. Das bedeutet, wenn ich morgens viele Kalorien zu mir nehme, finde ich diese Kalorien auch in meiner Tagesenergiebilanz wieder und kann diese nur mit weniger Kalorien bei den Hauptmahlzeiten ausgleichen.

Der Umkehrschluss aus Studie und eigener Erfahrung, nämlich das Frühstück einfach völlig ausfallen zu lassen, ist zum Abnehmen allerdings auch nicht sinnvoll. Das hatte ich ausprobiert. Mein Körper speicherte dann das Essen aus den nächsten Mahlzeiten als Reserven und ich habe kein Gramm abgenommen. Ich habe ihm durch den Energieentzug ja quasi vermittelt, dass er heute gar nichts mehr bekommt – was für den Körper eben nur eine Schlussfolgerung zulässt: Mit den schon eingelagerten Reserven auf den Hüften immer schön sparsam umgehen, denn wer weiß, wann es wieder etwas gibt. Fazit: Hungern am Morgen schadete meinem Körper nur.

Wer morgens nichts oder zu wenig zu sich nimmt, ermöglicht seinem Körper zudem auch nicht den richtigen Start in den Tag. Morgens muss mein Stoffwechsel erst einmal durch ein Low-Carb-Essen – also kaum Kohlenhydrate, sondern eher viel Eiweiß – angekurbelt werden. Und der Körper beginnt, seinen „Energiehaushalt" hochzufahren. Also glaube ich, dass ein etwas kalorienreduziertes Low-Carb-Frühstück ideal ist und sich mit den richtigen Rezepten und Ideen immer abwechslungsreich gestalten lässt. Genau diese Rezepte beziehungsweise Ansätze habe ich auf den kommenden Seiten zusammengetragen. Am frühen Morgen nach dem Aufstehen schon an die Folgen am nächsten Tag auf der Waage denken – das wollte ich morgens auch nicht. Am Frühstückstisch galt es vor dem Abnehmen, erst einmal in Ruhe hochzufahren und dazu eine schöne Tasse Kaffee und leckere, frische Brötchen. Ich wollte mir keinesfalls Gedanken darüber machen, was ich da genau zu mir nehme, geschweige denn auf Kalorien achten oder an den morgigen Gang auf die Waage denken. Das war nichts für mich. Ich brauchte zu meinem stressigen Job nun nicht auch noch einen stressigen Morgen mit großen Gedankensprüngen und Anforderungen an meinen Kopf. Einfach nur genießen und den Tag kommen lassen.

Und da lauerten die Kalorienfallen natürlich schon auf mich und hatten mit mir auch leichtes Spiel: Marmelade, Schoko-Croissants, dicker süßer Kakao, cremiger Joghurt und meine geliebten Knusper-Müslis. Das alles hat mir im wahrsten Sinne des Wortes den Start in den Tag versüßt. Natürlich war mir nicht im Geringsten bewusst, dass gerade die ach so gesunden Frühstückchen wie Müsli teilweise extrem zuckerhaltig sind und mehr Energie liefern, als ich eigentlich benötigte.

Wenn ich in meinem Freundes- und Bekanntenkreis schaue, sehe ich, dass sich auch da kaum jemand wirklich Gedanken um die erste Mahlzeit des Tages macht. Ja, manche wissen noch, dass diese sehr wichtig ist und man dabei gesund essen sollte. Und gesund kommt eigentlich sehr oft, wenn man Obst und Müsli und Joghurt in sich hineinschaufelt. Aber über einen guten Start in einen Tag, der beim Abnehmen helfen soll, spricht keiner – und denkt auch keiner nach. Also wird zum Frühstück schon mal der Grundstein für einen Tag gelegt, bei dem man nicht abnehmen kann, weil sich ein ganzer Schwung an Kalorien schon in den Morgenstunden in den Magen schleicht und sich von dort auch schön auf die Energiebilanz des Tages verteilt. Ich will nicht sagen, dass ein gutes Frühstück dick macht, so ist es nicht zwangsweise. Aber die Kalorien, die man morgens zu sich nimmt, kommen eben auf die Energiebilanz des ganzen Tages drauf. Da kann ich mittags auch gesunden Salat essen und mir abends vielleicht die eine oder andere Bratwurst verkneifen – wenn die Kalorien am Morgen schon im Bauch sind, dann kommen sie auf das Tageskonto obendrauf.

Kurz nach meinem Abnehmen saß ich bei einem Geburtstag mit Freunden zusammen, die mich viel zum Gewichtsverlust fragten. Wir kamen recht schnell auf das Thema Frühstück und jemand sagte: „Ich nehme partout nicht ab, im Gegenteil. Mit jedem Schritt auf die Waage wird es mehr." Aber am Frühstück könne das nicht liegen, denn hier ernähre er sich gesund. Da waren wir wieder bei meinem Thema. Also zückte ich einen Zettel und einen Stift und setzte mich vor versammelter Runde mit ihm zusammen. Kurz seine Größe, sein Gewicht und wie aktiv er den ganzen Tag über ist notiert; er saß tagsüber nur am Rechner. Dann habe ich im Internet schnell einen Rechner für den Tagesbedarf rausgesucht und diese Daten eingegeben. Heraus kam, dass er bei seiner relativ kleinen Größe 1700 Kilokalorien zu sich hätte nehmen dürfen, um sein Gewicht zu halten. Er wollte aber abnehmen. Also haben wir uns auf 200 Kilokalorien weniger am Tag geeinigt. Damit konnte er gut leben, war es doch nicht so viel wie er dachte. Also waren wir bei 1500 Kalorien am Tag. Und dann haben wir mal sein Frühstück ausgerechnet, alles Bissen für Bissen, Gramm für Gramm, Schluck für Schluck aufgeschrieben. Und dann mit einem Kalorienrechner aus dem Internet zusammengezählt. Tja, was soll ich sagen? Er kam mit viel Brötchen, Marmelade, Sahne im Kaffee, Nutella, Müsli, Trockenobst und und und ... auf sagenhafte 800 Kalorien. Und das allein zum Frühstück! Da ist die Hälfte des möglichen Essens schon zum Frühstück weg. Der junge Mann jedenfalls war geschockt, weil er immer dachte, es sei gesund, was er da am Morgen esse. Ja, so schnell vermehren sich die Kalorien auf dem Tageskonto schon am Morgen. Demnach ist es richtig und wichtig, sich genauer mit dem Frühstück auseinanderzusetzen – und das habe ich getan.

Wie nun ein Frühstück mit wenig Kalorien aussieht und trotzdem nicht fad wie ein alter Turnschuh schmeckt, das erzähle ich auf den nächsten Seiten.

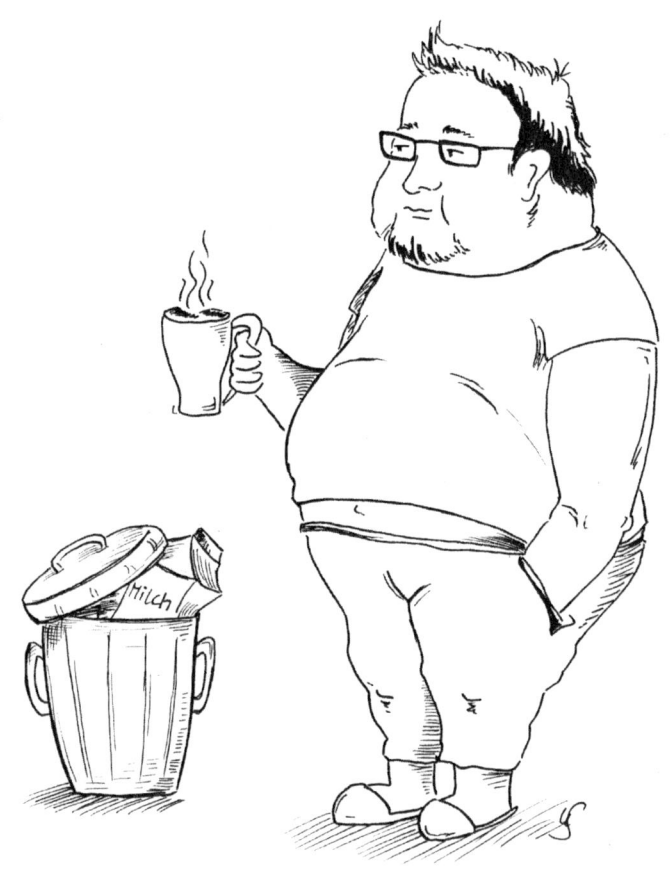

„Minus 10: Einmal Kaffee schwarz, bitte!"

Wie ich mit Hilfe von den richtigen Getränken, ersten Ei-Experimenten und selbstgemachten Salaten die ersten zehn Kilo abgenommen habe

1. Kein Frühstück, keine Kalorien?

Kalorienparen ja, aber das bedeutet nicht, dass man sie wegfallen lassen muss. Denn kein Frühstück ist, wie beschrieben, tatsächlich ein großes Problem. Ich habe bessere Erfahrungen mit zwei kleinen oder drei noch kleineren Frühstücken gemacht. Zum einen habe ich dann mit meiner Frau und meinem Sohn etwas zu Hause gegessen, dann habe ich auf Arbeit mit Kollegen noch einmal gefrühstückt. Nur eine kleine Menge, aber immerhin. Manchmal gab es auch vor dem Mittag noch mal eine kleine Zwischenmahlzeit, die ich dann als drittes Frühstück bezeichnet habe. Auch wenn es auf den ersten Blick mehrere Frühstücke sind, funktioniert es gut und es beschleunigt das Abnehmen. Ich bemühe mich nämlich schon am Morgen darum, meinen Stoffwechsel gleich von Beginn des Tages an nicht einschlafen zu lassen. Aber das musste ich erst langsam lernen. Es ist eine reine Kopfsache.

Beim Abnehmen versuchte ich, meinem Stoffwechsel von der ersten Mahlzeit an keine Ruhe zu gönnen, sodass er sich nicht an einen Zustand gewöhnt und nicht wieder träger wird. In der frühmorgendlichen Praxis bedeutete das, dass ich mich weder an konkrete Kalorienmengen noch an körperliche Betätigungen noch ans verwendete Essen am Frühstückstisch gewöhnen wollte und sollte. Alles drehte sich dann schon von der ersten Stunde des

Tages darum, meinem Stoffwechsel dabei zu helfen, auf „Trab" zu bleiben – um ordentlich Kalorien zu verbrauchen. Denn ich habe die Erfahrung gemacht, dass er nur so immer wieder gezwungen wurde, sich auf neue Verhältnisse einzustellen und so auf die Reserven an Hüften, Beinen und Bauch zurückzugreifen. Zum Hintergrund: Der Stoffwechsel ist die Rate, mit der der Körper in der Lage ist, Energie und Kalorien zu produzieren und zu verbrauchen.

Natürlich haben einige – aus meiner Sicht beneidenswerte – Menschen einen sehr aktiven Stoffwechsel und sind somit in der glücklichen Lage, ihr Fett schnell zu verbrennen und so schneller Gewicht zu verlieren. Aber es gibt mehrere Faktoren, die dazu führen, wie hoch oder niedrig dieser ist. Zum einen ist es die Menge an Muskelgewebe, die man besitzt, aber eben auch, wie oft man isst. Dazu kommen genetische Faktoren, Stress im Privaten oder auf Arbeit, was genau man isst und wie viel Bewegung man im Laufe des Tages hat.

Diese Komponenten habe ich versucht zu verinnerlichen und meinen Stoffwechsel damit immer wieder in Schwung zu bringen. Am besten schon gleich nach dem Aufstehen. Ich begann daher nicht zu hungern, sondern meinem Körper viel (und hier meine ich nicht Kalorien, sondern vor allem „Volumen" und Menge) zu essen zu geben, damit sich nicht aufgrund von zu wenig Essen alles verlangsamt.

Denn Wissenschaftler haben festgestellt, dass der Stoffwechsel erheblich herabsinkt, wenn das Frühstück zu spät oder gar nicht gegessen wird. Und wenn das passiert, werden alle Lebensmittel, die wir essen, statt verbrannt schön gespeichert. Daran habe ich versucht, mich zu orientieren. Und ich habe versucht, niemals eine Mahlzeit zu überspringen. Eher noch einen Snack einzuschieben. Natürlich war es auch für mich am Anfang sehr verlockend, eine Mahlzeit wegzulassen, weil ich kein großes Hungergefühl hatte, aber das hätte meinen Stoffwechsel auf Schneckentempo verlangsamt.

Darum habe ich begonnen, meine Mahlzeiten schon am Morgen besser zu planen. Zum Beispiel mit einem kleinen Frühstück mit der Familie zu Hause und einem zweiten kleinen Snack auf Arbeit mit Kollegen. Kurz vor dem Mittagessen gab es dann oft noch eine kalorienarme und vor allem eiweißreiche Zwischenmahlzeit. Frühstück in vielen kleinen Etappen war also eines der wichtigsten Dinge, die ich getan habe, um schon am Morgen meinen Stoffwechsel anzukurbeln.

Meine kohlenhydratarme Ernährung war damit schon morgens gesetzt. Und das, obwohl es viele Thesen, Studien und wissenschaftliche Ansätze gibt, die dringend davon abraten, sich zum Frühstück gar keinen Kohlenhydraten hinzugeben.

2. Morgens auf Eiweiß verzichten? Sehe ich nicht so!

Viel beschworen ist das Schlank-im-Schlaf-Prinzip, dessen Verfechter schreiben, dass man morgens komplett auf tierisches Eiweiß verzichten sollte. Das sehe ich gar nicht so. Im Gegenteil, meine Erfahrungen sind da nämlich komplett andere! Ich habe schon morgens begonnen, auf Kohlenhydrate weitestgehend zu verzichten. Und das ist beim Frühstück echt schwierig. Denn irgendwie ist Frühstück auf viele Kohlenhydrate und Zucker ausgelegt. Und wer herzhaft am frühen Morgen isst, bei dem kommen auf die weißen Brötchen meist noch leckere fettige Sachen drauf.

Bei mir hat nur eines funktioniert: kohlenhydratarmes, kalorienarmes und – damit man satt wird – eiweißreiches Frühstück. Eigentlich ist es doch auch logisch: Wenn man abnehmen will, müssen die Kalorien runter. Und die meisten stecken nun mal in Zucker und anderen Kohlenhydraten. Also weg damit, runterfahren! Dennoch wollte ich keinen Hunger schieben – und sollte das wohl auch nicht. Schon gar nicht am frühen Morgen, wenn man voller Power in den Tag starten will. Also heißt die Devise satt werden, aber eben ohne den ganzen Zucker und die bösen Kohlenhydrate. Daneben gab es aber tierische Eiweiße – und ich rede hier bewusst nicht von tierischen Fetten, weil ich die weitestgehend aus meinem Frühstück ausgeschlossen habe. Diese Eiweiße jedenfalls haben mir extrem beim Abnehmen geholfen. Ich habe herausgefunden, dass ich so meinen Stoffwechsel unwahrscheinlich schnell zu Höchstleistungen antreibe. Denn ein Körper, der keine Kohlenhydrate mehr bekommt, auch keine mehr in Reserve hat und dadurch auch keine mehr verbrennen kann, muss sich auf die Verwertung der Proteine konzentrieren. Und der Aufwand, dieses Eiweiß aufzuspalten, ist für den Körper eine Höchstleistung, er muss sich anstrengen. Tierisch eben. Ich habe sogar das Gefühl, dass er mehr Energie für die Verbrennung aufbringt, als ich ihm zugeführt habe, das kann ich mir aber auch nur einreden. Reinschauen in den Motor kann ich nicht.

Aber egal, was ich mir so einrede oder auch nicht, der Körper muss für die Verwertung des Eiweißes viel Kraft aufbringen. Und das ist am Morgen gut so, jedenfalls deutlich besser als so ein labberiges Weizenbrötchen zu Brei und Zucker zu zerlegen – das geht easy. Er soll früh etwas zu tun haben und das bekommt er durch tierisches Eiweiß. Zudem hat dies auch noch weniger Kalorien als es zum Beispiel tierische Fette haben. Dadurch kann der Körper auch keine Reserven anlegen, weil er nur die Kalorien bekommt, die er braucht. Weil er aber sehr viele von denen schon wieder beim Aufspaltungsprozess verbrennt, habe ich mehrere Fliegen mit einer Klappe geschlagen: Ich hatte ein Frühstück, das mich satt macht, weil es eben nicht so leicht zu verdauen ist, ich hatte weniger Kalorien zu mir genommen und der Körper hatte eine Menge Arbeit damit, an diese wenigen Kalorien ranzukommen. Wodurch er im Grunde auch wieder Kalorien verbrennt. Übrig bleibt ein lange satter Magen und keine Kalorien, die mein Körper irgendwo anlegen kann – im Gegenteil. Weil der Stoffwechsel so auf Touren gebracht wurde, geht er in den nächsten Stunden brav an die eigenen Fettreserven ran, weil hier ja noch Kalorien liegen, auf die er zugreifen kann. Und die sind für ihn immer verfügbar. Also macht er sich, wenn der Verbrennungsmotor angelaufen ist und die Kalorien im Eiweiß aufgebraucht sind, über diese Reserven her. Da er etwas zum Verbrennen haben will, holt er es sich aus der nächsten Quelle.

Würde ich meinen Stoffwechsel aber runterfahren, sprich zum Frühstück gar nichts essen, würde mein Körper an sein Fett auch nicht rangehen. Er würde abwarten und jede Kalorie, die er irgendwie bekommt, noch brav anlegen. Ein Stoffwechsel, der eingeschlafen ist, weil man nichts zum Frühstück gegessen hat, hilft keinem. Meine Erfahrung beim Abnehmen zeigt: Kohlenhydrate am Morgen ebenso wie die Kalorien runterschrauben. Das betrifft auch die tierischen Fette. Und damit man satt wird und der Stoffwechsel auf Hochtouren läuft, immer schön eiweißreich essen. Zudem haben Studien gezeigt, dass Übergewichtige, die Eier zum Frühstück verzehrten, 65 Prozent mehr Gewicht verloren und sich kraftvoller fühlten.

Apropos Ei zum Frühstück: Mein nächster Tipp rund um das „Hartgekochte" am Morgen zeigt die praktische Seite der ausgeführten Studienergebnisse.

3. Abnehmen mit Eiweiß: Mein Frühstücksei-Trick

Mein „besonderer Trick" zum schnellen Abnehmen betrifft das Frühstücksei. Genauer das Eiweiß und das Abnehmen. Aber da muss ich etwas ausholen.

Ich esse – und tat das auch schon vor dem Abnehmen – gern mal frühmorgens ein Ei, am Wochenende auch mal zwei, drei ... Als ich nun mitten im Prozess des Abnehmens war, schaute ich mir die Kalorien eines ganz normalen Frühstückseis genauer an. Und siehe da: Ein Ei hat in der Regel immerhin schon mal 95 Kilokalorien. Das macht bei zwei Eiern schon 190 Kalorien. Eine ganze Menge, wie ich fand. Denn ich hatte meinen Grundkonsum ja bei circa 1500 Kalorien am Tag angesetzt – bei drei Mahlzeiten sind das 500 pro Essen. Wenn ich beim Frühstück sagenhafte 200 abziehe, wohlgemerkt wegen zwei Eiern (!), dann war mir das einfach zu viel. Ich wäre kaum satt, hätte aber schon 200 Kilokalorien weg.

Also überlegte ich mir eine Alternative. Eierlos gesund und schnell abnehmen ging schon mal nicht, weil ich Eier eben zu gern esse. Ich schaute mir das Ei an sich mal näher an. Und ich fand heraus, dass das Eigelb den deutlich größten Kalorienanteil ausmachte: unglaubliche 73 Kilokalorien. Ich konnte es kaum glauben, denn das bedeutete, dass nur 22 Kalorien auf das verbliebene Eiweiß fallen. Zum Abnehmen eine gute Zahl, wie sich noch herausstellen sollte.

Nun verglich ich mit meiner kleinen Küchenwaage die Menge an Eigelb mit der Menge an Eiweiß, die so ein Ei hat – fast fifty-fifty. Aber die Kalorienanzahl war extrem unterschiedlich. Also begann ich mit folgendem Trick beim Abnehmen: Ich kochte mir ab sofort nicht mehr ein Ei oder zwei, ich kochte fünf oder sechs. Die schälte ich dann, schnitt oder riss sie auf und löste das Eigelb einfach heraus. Das legte ich mit zu den Schalen oder gab es demjenigen am Tisch, der es gern essen wollte. So hatte ich fünf, sechs leckere Eiweiß vor mir, die ich genüsslich mit Salz verzehrte. Ich war supersatt danach. Und das Sättigungsgefühl hielt durch das pure Eiweiß auch extrem lang an.

Wenn ich nun sechs mal Eiweiß zusammenrechne, dann komme ich auf 132 Kilokalorien – und nicht wie bei zwei kompletten Eiern auf 190! Es war lecker, ich war satt, es hielt lange an und ich hatte mit sechs Eiern immer noch weniger Kalorien zu mir genommen als mit zwei normalen. Tja, und seitdem mache ich das mit meiner eigenen kleinen Eiweiß-Diät immer so, logischerweise in Kombination mit anderen Frühstückszutaten, nicht allein nur sechs Eier. So macht Abnehmen mit Eiweiß zu Hause, auf Arbeit und auch unterwegs satt und viel Spaß.

Übrigens habe ich auch warme Low-Carb-Ei-Varianten durchprobiert und bin ehrlich begeistert, wie abwechslungsreich eiweißbasierte Ernährung am frühen Morgen sein kann.

4. Warmes Frühstück: Low-Carb-Rührei

Meine These ist, wie Sie wissen, nicht durch weniger Essen abzunehmen, sondern bewusster zu essen und satt zu werden. Das gilt auch fürs Frühstück. Ich will also morgens satt werden und wenn das mit Low Carb geht, dann immer her damit. Zu einem herzhaften Frühstück gehört auch Rührei. So war es bei mir schon immer. Früher habe ich an mein Rührei beim Kochen sogar Sahne gemacht, damit es noch lockerer und leckerer wurde. Dann am Ende noch etwas Reibekäse eingestreut oder Mozzarellastücke untergerührt – und schon war die Kalorienbombe am Morgen fertig. Unglaublich, wie einfach man sich die Kalorien einverleibt ...

Jedenfalls mag ich zum Frühstück mein Rührei immer noch sehr gern und wollte es auch beim Abnehmen nicht missen. Aber so wie früher geht es einfach nicht. Hier müssen andere, überlegtere Rezepturen her und Zutaten, die wenig Kalorien beinhalten und meinen Low-Carb-Ansatz unterstützen.

Daher trenne ich zuerst das Eigelb vom Eiweiß. Damit habe ich zum Beispiel vier Eiweiße in einer Schale und gebe des Geschmacks und der Farbe wegen ein ganzes Ei, also samt Eigelb, hinzu. Dazu schneide ich mageren Kochschinken klein. Nun noch frische Kräuter hacken und mit Gewürzen abschmecken. Dann rein in die Pfanne und mit wenig Öl wie ganz normales Rührei braten. Eine sehr leckere Variante – und vor allem noch kalorienärmer – ist ein Rührei, bei dem ich statt des Schinkens einfach frische Champignons (nicht aus der Dose) verwende.

Vorteil meiner Rührei-Varianten ist, dass sie supersatt machen, eine Menge Eiweiß, sehr, sehr wenige Kohlenhydrate und extrem wenige Kalorien für die Menge an Frühstück enthalten!

Was geschieht nun aber mit dem restlichen Eigelb, das man nicht verwendet hat? Ich habe hier eine Lösung mit meiner Frau und meinem Kind gefunden: Bei denen drehe ich meine Rezeptur einfach um. Ich nehme die drei bis vier Eigelb und ein komplettes Ei mit Eiweiß, dazu etwas Milch und etwas Reibekäse. Und wenn gewünscht kommt noch ein wenig Schinken oder ein paar Pilze dazu. Abschmecken und fertig.

Oftmals haben mich Freunde, als ich ihnen erzählte, was bei mir morgens so auf den Tisch kommt, gefragt, wann ich denn für diese frühen Mahlzeiten aufstehen müsse. Schon allein des Aufwandes wegen. Inwieweit Schlafen und Frühstücken eine sinnvolle und vor allem wichtige Symbiose bilden, lesen Sie im nächsten Kapitel.

5. Vor dem Frühstück länger im Bett bleiben

Schlafen kann ich, wenn ich alt bin – dachte ich mir immer. Schlafen frisst Zeit. Zeit, die ich für die Arbeit und andere wichtige Sachen gebraucht habe. Doch eines habe ich beim Abnehmen gemerkt: Schlafen hilft beim Abnehmen wirklich! Daher lautet mein Appell gerade beim Thema Frühstück: ausschlafen! Zur Not noch zeitiger ins Bett gehen!

Denn sich zum Frühstück ausgeschlafen an den Tisch setzen, hat einen großen Vorteil: Während wir schlafen, schütten wir Botenstoffe aus, die unter anderem die Zellerneuerung fördern. Dabei wird auch die Haut gestrafft. Es war mir beim Abnehmen immer wichtig, dass die Haut sich wieder gut zurückbildet. So habe ich den Schlaf immer als eine Art „Schönheitsschlaf" gesehen. Zudem wird im Schlaf auch die Fettverbrennung geregelt, der Spiegel des Stresshormons Cortisol sinkt ab und wichtige Endverdauungsprozesse sind während des Schlafens im Gange. Alles wichtig fürs Abnehmen.

Ich habe auch gelesen, dass gerade Schichtarbeiter häufig stark an Magen- und Darmerkrankungen leiden. Für mich ein sicheres Zeichen, dass gesundes Abnehmen und langes Ausschlafen einfach direkt zusammengehören. Und so verwundert es mich auch nicht, dass Schlafmangel das Risiko von Übergewicht und Diabetes erhöhen soll. Denn im wachen Zustand kreist wohl mehr von dem appetitanregenden Hormon Ghrelin in unserem Körper und dafür weniger vom Sättigungshormon Leptin. Außerdem verschlechtert sich der Zuckerstoffwechsel, der Blutzucker steigt stärker an und es ist mehr Insulin nötig, um die aufgenommene Energie zu verarbeiten. Umgekehrt läuft das Abnehmen also viel leichter und erfolgreicher, wenn wir ausreichend Schlaf haben.

Ich habe daher beim Abnehmen versucht, mir selbst einige Regeln aufzuerlegen, was das Schlafen betrifft. Zum Beispiel immer ungefähr zur gleichen Zeit ins Bett gehen und immer ungefähr zur gleichen Zeit wieder aufstehen. Auch am Wochenende, sonst gerät der Körper in eine Art Mini-Jetlag. Das Thema Sport spielt in die Ausschlafkomponente ebenfalls mit rein. Denn um den Stoffwechsel tagsüber ankurbeln zu können, müssen sich auch die Muskeln in den letzten paar Stunden Schlaf regenerieren können. Vor dem Frühstück also im Bett bleiben und ausschlafen. So kann man wirklich abnehmen.

Und erst recht, wenn man danach mit einem herzhaften Frühstück startet, das dank seiner Eiweißdichte ordentlich satt macht, aber weitestgehend kalorienreduziert ist. Deshalb habe ich mich im folgenden Beitrag dem schmackhaften Eiersalat gewidmet.

6. Eiersalat & Co. – selbst machen und abnehmen!

Keine Marmelade, kein Obst, kein Quark – an manchen Tagen muss einfach Deftiges auf den Frühstückstisch. Zum herzhaften Frühstück gehören für mich immer Salate, aber nicht grüne, sondern die Feinkostvarianten wie Eiersalat. Den habe ich schon vor dem Abnehmen gern gegessen. Und das oft zügellos. Ob aufs Brötchen oder pur – eine Packung war da an einem Morgen schnell verputzt. Mindestens. Dabei hat es klassischer Eiersalat kalorienmäßig in sich. Denn er wird aus hart gekochten Eiern in einer Mayonnaise-Sauce zubereitet. Abwandlungen können Curry und exotische Früchte wie gezuckerte Mandarinen enthalten, wodurch der Salat aber noch mehr Kalorien bekommt. Mein persönliches Highlight an kalorienreichem Eiersalat: Ich habe immer noch Käse beigemengt. Das war nicht nur lecker, sondern auch fettig und kalorienreich.

Nun kann man beim Abnehmen also solche Salate von der Fleischtheke oder aus dem Kühlregal in jedem Fall vergessen. Denn bei einem Blick auf die Nährwertangaben auf den Verpackungen wird einem ja schon vom Hinschauen schlecht. Tatsächlich enthalten die verschiedenen Feinkostsalate Unmengen an Dickmachern. Selbst bei der Kalorienzahl von Light-Produkten, die mit bis zu 30 Prozent weniger Fett werben, bleibt einem sprichwörtlich das Essen im Halse stecken.

Aber ich mag eben gerade Eiersalat nun mal sehr gerne zum Frühstück – und schon deshalb musste ich mir eine Lösung einfallen lassen: Zuerst habe ich mir auf den Zutatenlisten der verschiedenen Hersteller die Bestandteile der einzelnen Salatvarianten angeschaut und versucht herauszufinden, warum die einzelnen Kalorienangaben schwanken. Die meisten verwenden im Grunde nur Eier und Mayonnaise - andere packen noch Gemüse dazu. Ein guter Ansatz, dachte ich mir, man muss ihn eben nur ausbauen. Denn deutlich besser wäre eine Variante mit viel Eiweiß, sehr wenig Fett und noch weniger Kalorien.

Also kaufte ich neben den obligatorischen Eiern noch Spargel und Champignons. Letztere allerdings aus der Dose, weil es schnell gehen muss. Manche Hersteller hatten auch Erbsen dran, die lasse ich aber aufgrund der etwas höheren Kalorienanzahl weg. Im Gegensatz zum „normalen" Kochen, wo man das Gemüse aus der Dose einfach nur abtropfen lassen muss, gehe ich aber noch einen Schritt weiter, denn ich kann keinerlei Restfeuchtigkeit gebrauchen. Daher werden Spargel und Pilze nach dem Abtropfen noch in Küchenpapier gelegt und ein wenig geknetet, sodass auch das letzte „lose" Wasser weg ist. Das kann man wahlweise vor oder nach dem Zerschneiden machen – mein Tipp ist danach, dann kann man die Masse recht gut im Küchenpapier auswringen.

Nun die Eier hart kochen, schälen und vom Eigelb trennen, denn gerade das hat die meisten Kalorien. Ein Ei sollte aber komplett bleiben, damit wir Geschmack und Farbe des gesamten Salates behalten. Nun das Eiweiß sowie das komplette Ei kleinschneiden, Größe je nach Belieben, und mit Spargelstückchen, Pilzstückchen und ein wenig Senf verrühren. Man kann auch eine kleine Spur kalorienreduziertes Dressing dazugeben, aber nur wenig, damit alles nicht zu flüssig wird. Dann mit Salz und anderen Gewürzen abschmecken – und fertig ist der Low-Carb-, Low-Cal- und Low-Fat-Eiersalat! Die Kalorien halten sich deutlich in Grenzen und durch Veränderung der Zutaten kann man den Geschmack wunderbar variieren. Ich liebe diesen Eiersalat!

Ähnlich funktioniert das übrigens auch mit Thunfisch. Einfach ganz normalen Thunfisch ohne Öl in Dosen mit Diät-Mandarinen oder Diät-Ananas vermengen – bitte auch dieses Dosenobst mit Küchenpapier sehr gründlich vom Wasser befreien. Dazu gern ein wenig kalorienarmes Dressing oder, wem es schmeckt, etwas Ketchup. Würzen, umrühren und genießen!

Ein weiterer Tipp zum Frühstück ist mein „gebratener Eiersalat". Klingt lustig, ist es auch. Und vor allem einfach! Wenn mich der Hunger beim Frühstück auf Herzhaftes gepackt hat, habe ich sechs Eier hart gekocht. Doch die sollten nicht so gegessen werden, sondern werden „weiterverarbeitet". Nach dem Abschrecken einfach schälen und mit einem Eierschneider in Scheiben schneiden. Von den sechs Eiern nun aus fünf Stück das komplette Eigelb entfernen, beim letzten Ei bleibt alles so wie es ist. Dann in einer Pfanne sehr wenig Öl erhitzen und die Eierscheiben dazugeben. Wenn vorhanden, können auch ein paar Hähnchenbruststreifen dran. Nun mit Salz, Pfeffer und

Paprika würzen und schön umrühren. Nicht zu vorsichtig, die Eischeiben können es ruhig etwas wilder vertragen. Und nun schön lange in der Pfanne brutzeln lassen.

Wenn die Eier dann schön knusprig sind, ist auch der „gebratene Eiersalat" fertig. Er ist unwahrscheinlich lecker und hat wenig Kalorien. Dazu macht er schnell und dauerhaft satt und die Zubereitung ist simpel – mein Tipp, wenn es mal ein warmes und herzhaftes Frühstück sein soll.

Nun haben wir uns dem Thema „Eier zum Frühstück" recht ausgiebig gewidmet – die Low-Carb-Küche lässt aber auch in Sachen Getränke einen großen kreativen Spielraum. Denn auch hier gilt, besser einmal mehr auf die Zutatenliste zu schauen.

7. Versteckte Kalorien in Frühstücksgetränken

Ich möchte mich nun den Erfahrungen rund um die schönen und leckeren Getränke widmen, die sich auch in unserer Familie bislang üblicherweise auf der morgendlichen Tafel wiederfanden. Ich beginne mit diversen Säften zum Frühstück, die manche Hersteller dann auch noch Frühstückssäfte nennen. Denn hier ist Vorsicht geboten: Saft enthält extrem viele versteckte Kalorien. Obstsäfte sind zwar durchaus gesunde Alternativen zu Cola & Co., allerdings sollte man auch hier genauer hinschauen, um nicht in die Kalorienfalle zu tappen.

Generell wird nämlich zwischen reinen Fruchtsäften (Direktsaft), Fruchtsaftgetränken und Nektar unterschieden. Die beiden Letzteren enthalten jeweils nur einen gewissen Saftanteil, meist zwischen 10 und 50 Prozent, oder Fruchtsaftkonzentrat und werden in der Regel mit Wasser verdünnt und dazu auch noch ordentlich mit Zucker versetzt. Und das sind alles sehr viele versteckte Kalorien, die wir einfach so hinunterschlucken. Je nach Fruchtsorte hat ein großes Glas davon bereits zwischen 100 und 200 Kalorien.

Meine Erfahrung: Wenn es unbedingt Saftgenuss am Morgen sein muss, dann lieber kleinere Mengen mit Wasser mischen und als Fruchtschorle genießen. Und einen Direktsaft mit dem Aufdruck „ohne Zuckerzusatz" wählen, denn da ist außer dem obsteigenen Zucker nichts mehr an Süßmachern zugesetzt. Vorsicht am Frühstückstisch auch bei sogenannten Wellness- oder Fitnessgetränken – denn auch diese, obwohl sie etwas anderes suggerieren sollen, enthalten neben Aromen häufig Zucker in größeren Mengen. Auch hier summieren sich die Kalorien.

Ich habe mal den Vergleich gemacht: Orangen-, Apfel- oder Tomatensaft zum Frühstück? Der Obstsaft kann je nach Sorte 150 Kilokalorien pro Glas enthalten und ist schon eine Kalorienbombe unter den Säften. Dafür kann man locker vier Tomatensäfte trinken. Obstsaft, wenn er schon am Morgen sein muss, also unbedingt mit Wasser „entschärfen"!

Und auch im Bereich der Teevariationen streiten sich die Geister: Was ist nun besser? Eistee oder kalter Pfefferminztee zum Frühstück? Ein Glas Eistee bringt bis zu 150 Kalorien mit. Kalter Pfefferminztee dagegen ist mit 0 Kalorien ein Leichtgewicht – wenn kein Zucker den Weg in die Tasse findet!

Und um beim Vergleich zu bleiben: Kakao oder Früchtetee? Ersterer wäre ein echter Fehlstart in den Tag: Mit einer Tasse Kakao (0,2 Liter) stockt man sein Tageskonto gleich um 156 Kalorien auf, was drei Crêpes entspricht. Ein schlanker Fitmacher am Morgen ist dagegen Kräuter- oder Früchtetee mit 0 Kalorien.

Dann lieber gleich ein sogenanntes Trink-Frühstück aus dem Kühlregal? Die neuen Frühstücksdrinks ersetzen die erste Mahlzeit, heißt es. Denn, wer es morgens ganz eilig hat, greift einfach zur Flasche. In einer Flasche von 250 Milliliter stecken aber bereits zehn Stück Würfelzucker. Dann lieber doch Fruchtbuttermilch oder Molke? Fruchtbuttermilch enthält zwar kaum Fett, doch der gesunde Schein trügt. In einem 0,2-Liter-Glas lauern im Durchschnitt 120 Kalorien. Mit einem Glas Molke von 42 Kilokalorien hingegen bleibt man schlanker.

Dann eher am Frühstückstisch einen probiotischen Drink oder lieber die Erdbeermilch aus dem Kühlregal? Beides sind getarnte Zuckerfallen. In 100 Millilitern probiotischem Drink können bis zu fünf Stück Würfelzucker enthalten sein, in der Erdbeermilch nicht gerade viel weniger. Ein zucker- und kalorienarmer Fitmacher am Morgen für die Darmflora wäre fettarmer Kefir. Und er macht auch sehr lange satt.

Also aufpassen, was man am Morgen trinkt. Und am besten bin ich mit der Variante gefahren, frühmorgens keine Kalorien zu trinken – nicht eine! Damit ist die Qual der Wahl keine mehr.

Einem Getränk haben wir uns an dieser Stelle immer nur in gemischter Form gewidmet: Milch. Und die nimmt innerhalb meiner Low-Carb-Ernährung eine echte Sonderrolle ein: nämlich die einer „Nullnummer".

8. Milch half mir beim Abnehmen

Beim Abnehmen auf Milch setzen? So könnte man die Überschrift verstehen. Aber das Gegenteil ist der Fall. Und ich will auch erklären, warum das so ist.

Hintergrund und vor allem auch Auslöser, über Milch beim Abnehmen nachzudenken, war eigentlich John Travolta. Der hatte in einem Interview zu seiner Promi-Diät gesagt, er verzichte auf Milch in seinem Kaffee. Das hat mich nachdenklich gemacht und ich habe mal gerechnet ...

Ich trinke arbeitsbedingt am Tag zwischen fünf und acht Tassen Kaffee. Und ich habe meinen Kaffee vor meinem Abnehmen mit viel, viel, viel Milch geliebt. Eigentlich war es nicht mal mehr Milchkaffee, sondern Milch mit Kaffee. Ich habe mich da sehr verwöhnt, aber zurück zum Abnehmen. Pro Tasse waren das locker 150 Milliliter Milch, wenn nicht gar mehr. Nur mal diese Menge und fünf Tassen angenommen – die Minimumrechnung! Zusammen sind das 750 Milliliter Milch am Tag. 100 Milliliter Milch haben je nach Sorte circa 45 Kilokalorien und da rede ich von der 1,5-prozentigen! Die fettigere Variante hat natürlich noch mehr. Damit kommen wir auf eine Rechnung mit (750/100) *45 ... so weit noch verständlich? Im Ernst: Bei diesem Beispiel mit verhältnismäßig wenig Milch, wenig Fett und wenig Tassen für meinen Konsum betrachtet, kommen allein bei der Minimalvariante sagenhafte 337,5 Kalorien am Tag raus! Wenn man von meiner Tagesgesamtmenge von 1500 Kilokalorien ausgeht, ist das eine verdammt große Zahl an „Kalos" – die nicht satt machen. Die man eigentlich gar nicht bemerkt, außer auf der Zunge. Hunger bekommt man dennoch und schon läppern sich die Kalorien.

Das hat mich zum Nachdenken übers Abnehmen in Zusammenhang mit Milch gebracht. Ich könnte deutlich mehr als 300 Kalorien sparen, wenn ich einfach nur keine Milch in meinen Kaffee mache ... ich war sprachlos. Und dazu noch den Zucker oder das Kakaopulver weglassen, die ich zudem immer noch reingemacht hatte. Wahnsinn!

Also: Milch half mir tatsächlich beim Abnehmen. Und zwar, indem ich sie einfach nicht mehr genommen habe. Kaffee schwarz, ohne Milch und Zucker, das hat funktioniert. Und ich spare auch heute noch jeden Tag mehr als 300 Kalorien – ohne zu hungern! Danke noch mal an dieser Stelle an John Travolta!

Noch interessanter wird die Milch bei den allseits so beliebten Kaffeegetränken, die man sich zum Frühstück aus den diversen Coffeeshops holen kann. Nicht nur Eiskaffee und Milchshakes haben es richtig in sich; mit reichlich (Voll-)Milch, Sirup, Sahne und Zucker ergeben viele der leckeren Aufputscher wahre Kalorienbomben, die zwar für den Moment glücklich und wach, auf Dauer jedoch weder satt noch schlank machen. Wer nicht auf den gelegentlichen Latte macchiato oder Cappuccino verzichten und trotzdem abnehmen möchte, sollte jegliche Dickmacher wie Schlagsahne und Sirup meiden und stattdessen zu fett- und zuckerarmen Alternativen greifen. Auch der Umstieg vom süßen und milchigen Riesenkaffeebecher zur kleinen oder mittleren Variante spart schon im ersten Schritt wichtige Kalorien.

Hier der Beweis in Zahlen: Ein Glas Latte macchiato bringt es auf satte 152 Kalorien – so viele stecken auch in einem Stück Apfelkuchen. Und mit zwei Teelöffeln Zucker hat der Dick-Drink so viel Energie wie ein paniertes Schweineschnitzel. Im Café sollten Sie sich lieber auch einen Cappuccino statt einen Eiskaffee bestellen, denn mit einem Gramm Fett pro Tasse liegt Cappuccino deutlich unter dem Eiskaffee. Da liefert ein Becher nämlich 34 Gramm Fett. Und mit 358 Kilokalorien schlägt er sogar eine gegrillte Schweinshaxe.

Zurück zur Milch, deren gesundheitlichen Aspekte ich hier nicht betrachtet habe. Unbestreitbar ist, dass in der Milch viel Gutes steckt. Sie enthält fast alle unentbehrlichen Aminosäuren, die der Körper selbst nicht herstellen kann, und lässt uns pflanzliches Eiweiß besser verwerten. Milch liefert Kalium, Magnesium und Jod, fettlösliche Vitamine und mehr Kalzium als jedes andere Lebensmittel. Der Mineralstoff ist nicht nur Baustein von Knochen und Zähnen, er spielt auch eine wichtige Rolle für die Funktion der Muskeln.

Aber beim gesunden Abnehmen muss man eben auch auf den Energiegehalt schauen! Mein Kaffee schmeckt mir jedenfalls immer noch schwarz. Und wie ich gelernt habe, beeinflusst er auch den Stoffwechsel positiv.

9. Gastbeitrag: „Kaffee beeinflusst beim Abnehmen den Stoffwechsel positiv"

Kaffee und Abnehmen sind spannende Themen, da gehen die Meinungen nicht nur beim Frühstück weit auseinander. Mir hat Kaffee beim Abnehmen sehr geholfen – vor allem gegen den Heißhunger und ganz besonders, als ich, wie eben beschrieben, beim Kaffee die Milch und den Zucker wegließ. Ich habe vor einiger Zeit eine echte Kaffee-Expertin im Netz gefunden und sie um einen Gastbeitrag gebeten. Brigitte Scherzinger ist ihr Name und sie kennt sich seit Jahren mit gutem Kaffee aus. Ihre Meinungen zum Thema Geschmack, Abnehmen, Stoffwechsel und wie sie Nicht-Kaffee-Trinker überzeugen würde, lesen Sie hier:

Hallo lieber Kay,

also vorweg muss ich sagen, dass ich schon vor einiger Zeit auf deinem Blog rumgestöbert habe, und das ganz toll finde, was du da geleistet hast! Alle Achtung – Hut ab!

Ich habe mein ganzes Leben lang durch den Bürojob sehr viel Kaffee getrunken, so zehn bis 15 Tassen täglich! Meistens Filterkaffee, dann aus dem Vollautomaten. Kaffee in Kaffeehäusern und Restaurants mochte ich noch nie.

Zuletzt hatte ich eine Saeco, dann eine Jura und dann wieder eine Saeco, gefüllt mit Dallmayr, die steht aber nun nur noch als Deko in meiner Küche. Seit ich „meinen" Kaffee (OrganoGold) trinke, mag ich „normalen" Kaffee gar nicht mehr, hin und wieder trinke ich dann doch eine Tasse, um wiederum festzustellen, dass er nicht mehr schmeckt.

Kaffee ist eine Gewohnheit und eine Tradition. Ich trinke oft Kaffee statt Essen oder Wasser, weil er einfach gut schmeckt. Er bringt mehr Energie, wirkt stimmungsaufhellend, du findest „zu deiner Mitte". Beeinflusst positiv die Schlafqualität, Wehwehchen verschwinden, zum Beispiel Magenprobleme, Verdauungsprobleme, Allergien, etc. Und Kaffee beeinflusst unseren Stoffwechsel und damit das Abnehmen so positiv, weil er den Körper entgiftet und mehr Sauerstoff ins Blut bringt. Und der Stoffwechsel beim Abnehmen wird „richtig gestellt", ich habe beim Gewichtverlieren keinen Heißhunger mehr und bin früher satt.

So habe ich mehr Energie und wieder angefangen, zu laufen und zum ersten Mal in meinem Leben macht mir das so richtig Spaß.

Wie unterscheide ich guten von schlechtem Kaffee? Fair Trade ist mir wichtig, der Geschmack natürlich und der für mich beste Kaffee ist gesunder Kaffee. Das würde ich auch jedem „Nicht-Kaffee-Trinker" sagen. Mehr noch: Ich würde ihm Kaffee, Kakao und grünen Tee anbieten, und sie ein paar Tage Probe trinken lassen, die positive Wirkung ist nach kürzester Zeit spürbar.

Liebe Grüße, Brigitte

10. Flüssiger Muntermacher: Frühstücks-Shake mit Kaffee

Brigitte hat in ihrem Gastbeitrag aus eigener Erfahrung bestätigt, wie wichtig ein guter Kaffee beim Abnehmen sein kann. Und natürlich gibt es auch viele kleine Möglichkeiten, Kaffee aufzupeppen. Eine möchte ich nach einer kleinen Herleitung vorstellen: Kaffee als Shake.

Um früh gut in den Tag zu starten, brauchen viele Menschen ihren Kaffee. Dass der auch kalt ein hervorragendes Getränk für den Frühstückstisch abgibt, soll folgende Kreation zeigen. Dafür ist nicht viel Aufwand nötig – und daher auch nicht viel Vorgeplänkel.

Sie benötigen eine Tasse kalten Kaffee, einen Löffel Proteinpulver (Vanille oder Schoko), eine halbe Tasse Kokosnussmilch, etwas Süßstoff und Eiswürfel. Geben Sie nun Kaffee, Proteinpulver und Kokosmilch in einen Mixer und verquirlen Sie es zu einer homogenen Masse. Anschließend mit ein wenig Süßstoff nach Belieben abschmecken, Eiswürfel hinzugeben und fertig ist der flüssige Muntermacher!

Ein weiterer Quick-Kick am Morgen ist eine Mixtur aus Beeren und Eiweiß. Hier kommt es auf die Zutaten an, das Ergebnis jedoch ist wirklich immer wieder überwältigend. Aber das können Sie im nächsten Beispiel lesen.

11. Flüssiger Früchtedrink: Beeren-Eiweiß-Shake

Mit Eiweißpulver habe ich hin und wieder zum Frühstück experimentiert. Vor allem mit Früchten habe ich ein gutes Rezept – eine Art fruchtigen Quick-Kick – hinbekommen.

Dazu nehme ich eine Tüte tiefgefrorene Himbeeren (es empfiehlt sich generell, Früchte in der Tiefkühltruhe in Reserve zu haben). Dann mische ich mir an die Beeren etwas Wasser oder fettarme Milch und rühre Eiweißpulver hinein. Das Ganze in den Mixer geben, aber in jedem Fall einen aus Metall und nicht aus Plaste nehmen, weil das Material den gefrorenen Beeren ordentlich Widerstand leisten muss. Das ergibt einen überaus leckeren und sattmachenden Shake. Dazu kann man etwas Weizen- oder Dinkelkleie einstreuen – so hat man gleich noch ein paar Ballaststoffe am frühen Morgen im Magen.

Oder man lässt das Mixen ganz und rührt Eiweiß, Milch und Beeren einfach so zusammen. Auch ein leckeres Frühstück. Nach Belieben kann auch hier das Ganze mit ein wenig Kleie angereichert werden. Und wer auf Müsli oder Cornflakes nicht ganz verzichten will, kann über dieses Beeren-Eiweiß-Frühstück ein wenig Müsli und ein paar ausgewählte Cornflakes streuen. Aber bitte nicht zu viel – wir wollen abnehmen. Und die Waage ist morgens nachweislich der beste Freund des „Low-Carbers" ...

12. Das morgendliche Wiegen

Wie gesagt, das Thema Wiegen am Morgen ist ein überaus spannendes und je mehr man darüber liest, desto mehr Meinungen findet man. Besonders das tägliche Wiegen beim Abnehmen wird auf vielen Seiten im Web nicht empfohlen – einmal pro Woche ein fester Wiegetag wäre eine bessere Alternative. Man soll sich mit der Waage nicht jeden Morgen „fertigmachen". Das sehe ich nicht so! Im Gegenteil: Aus meiner Erfahrung heraus kann ich ganz deutlich sagen: Täglich morgendliches Wiegen hat mir beim Abnehmen geholfen, definitiv!

Tatsächlich ist die Waage für mich ein sehr wichtiger und treuer Begleiter beim Abnehmen gewesen – und ist es heute beim Halten meines Gewichts immer noch. Auch jetzt steige ich jeden Morgen vor dem Frühstück auf das liebgewonnene Messgerät. Ich bin ein absoluter Verfechter des täglichen Wiegens! Dass es funktioniert, kann ich für mich beweisen, denn jeden Morgen, eigentlich sogar ungefähr zur gleichen Uhrzeit, steige ich nach der „Morgenwäsche" im Bad auf die Waage. Jeden Morgen. Und den Wert, der auf dem Display angezeigt wird, trage ich haargenau – sogar bis auf die letzte Kommastelle – in meine Tabelle ein. Dabei nicht schummeln – die Waage ist Ihr Freund beim Abnehmen! Werte zu runden, macht keinen Sinn, weil Sie sich damit das Abnehmen schwer machen.

Mit der Zeit bekommt man durch das tägliche Wiegen ein Gefühl fürs Abnehmen. Genau für das, was man am Tag davor gegessen oder an Sport getrieben hat. Die Auswirkungen des eigenen Verhaltens am Vortag kann ich am Morgen danach direkt (!) auf der Waage ablesen – und den nun kommenden Tag entsprechend handeln. Da ich das jeden Morgen mache, kann ich ziemlich genau lernen (und tat es auch), was meinem Gewicht gut tut und was nicht. Die ganzen Versprechen und Empfehlungen, die man zum Thema Gewichtsverlust und Diäten im Netz findet, kann man so Stück für Stück ausprobieren und am nächsten Tag auf der Waage sein Fazit ziehen und in eigene Erfahrungen ummünzen. Also, vor dem Frühstück jeden Morgen wiegen, wiegen, wiegen! Denn dann können Sie lernen, lernen, lernen! Das eigene Wissen um das gesunde Verlieren von Gewicht nimmt Ihnen keiner mehr!

Der Wissenschaft zufolge nehmen Menschen, die einmal erfolgreich abgenommen haben, seltener wieder zu, wenn sie sich täglich wiegen. Zu diesem Schluss kommt eine Langzeitstudie an über 3.000 übergewichtigen und adipösen Männern und Frauen. Die Teilnehmer der Studie nahmen entweder an einem speziellen Abnehmprogramm oder an einem unter ärztlicher Aufsicht stehenden Training gegen Gewichtszunahme teil. Alle hatten von Haus aus unterschiedliche „Wiegegewohnheiten" – und wurden nun über mehrere Jahre hinweg nochmals von den Wissenschaftlern gewogen. Erstaunlicherweise zeigten sich in der Langzeitstudie nicht nur bei der ersten Gruppe (also denen, die abnehmen wollten) sehr positive Wirkungen des täglichen Wiegens. Auch die zweite Gruppe, also diejenigen, die eigentlich nur ihr schon errungenes Gewicht halten wollten, nahmen weiter ab, wenn sie sich täglich mit der Waage konfrontierten.

Denn beim täglichen Gang auf die Waage passiert etwas, das tatsächlich unabhängig von einer Ernährungsumstellung, Diät oder sportlicher Betätigung ist. Als die Teilnehmer sahen, dass die Zahlen auf der Waage immer größer wurden, merkten sie recht schnell, dass es Zeit war, etwas gegen das Übergewicht und für das Abnehmen zu tun. Es erscheint eben leichter, eine kleine Gewichtskorrektur vorzunehmen, die man auf der Waage festgestellt hat, als eine große Gewichtszunahme auf einmal zu kompensieren.

Hiermit also nochmal mein Appell: Stellen Sie sich wirklich jeden Tag vor dem Frühstück auf die Waage! Nur Mut, denn so sehen Sie wirklich, wie weit Sie schon gekommen sind und können entscheiden, was genau zum Frühstück möglich ist – oder eben nicht.

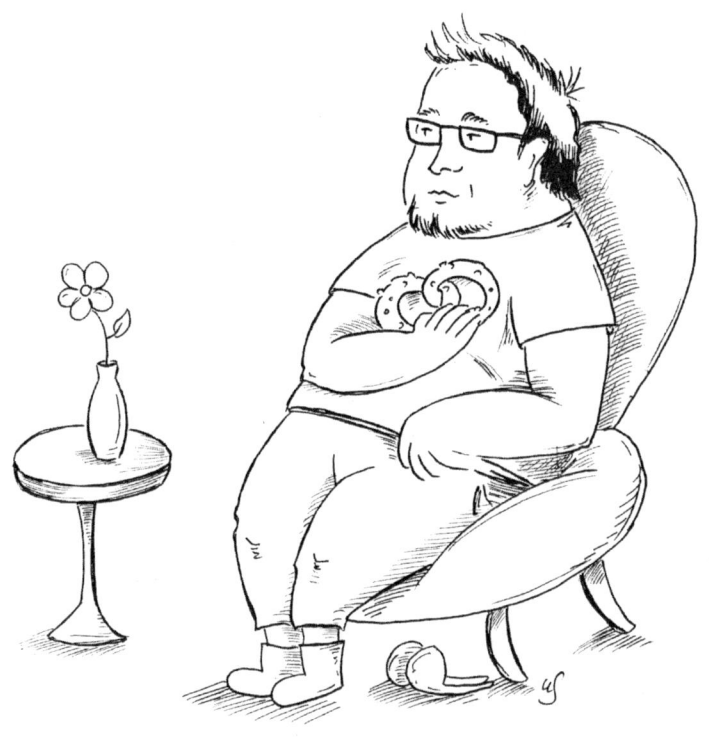

„Minus 20: Laugenbrezeln zum Frühstück gehen immer."

Wer schon am Morgen seine Kalorien von Backwerk, Schinken und Co. zusammenrechnet, kann wie ich 20 Kilo abnehmen

13. Augen auf beim Brötchenkauf!

Ich hätte es wirklich nicht geglaubt, aber auf der Suche nach dem „optimalen" Brötchen zum Frühstück – also eines mit vielen Ballaststoffen, vollem gesunden Korn und dabei noch wenigen Kalorien – gibt es doch tatsächlich gravierende Unterschiede. Ich war selbst überrascht.

Aber gleich mehr dazu: Zuvor ein Stichwort zu Vollkorn- oder Mehrkornbrötchen – unabhängig von den Kalorien. Denn die bekommt man nur über die Nährwerttabellen auf der Verpackung überprüft. Jedenfalls habe ich vor dem Abnehmen vor allem Weißbrot, Toastbrot und sogar Burger-Brötchen zum Frühstück gegessen. Bis die Folgen auf den Rippen spürbar wurden.

Was Vollkorn- oder Mehrkornbrötchen gegenüber Weizenbrötchen deutlich mehr haben, sind Ballaststoffe. Ohne die kommt die Verdauung nicht in Schwung, denn sie schaffen im Darm ein perfektes Milieu für Bakterien, die die Verdauung unterstützen. Die Ballaststoffe im Frühstücksbrötchen aus Voll- oder Mehrkorn können aber noch mehr, glaubt man der Ernährungswissenschaft: Sie sollen das böse Cholesterin binden und es aus dem Körper schleusen können. So sinkt langsam der Cholesterinspiegel auf natürlichem Wege.

Was mir beim Abnehmen aber viel wichtiger war, als langfristige Aspekte, war der direkte Nutzen für mein Gewicht. Einer davon ist, dass der Magen mehr Zeit als bei Weißmehlbrötchen benötigt, um Vollkorn- oder Mehrkornbrötchen zu verdauen. Also verhelfen das „volle Korn" und die Ballaststoffe auch zu einem länger anhaltenden Sättigungsgefühl und damit zu einen stärkeren Durchhaltevermögen.

Ich kann diese oft getroffenen Aussagen von Ernährungsexperten aus persönlicher Erfahrung nur bestätigen. Denn nach einem Weizenbrötchen kam auch bei mir der Hunger schnell wieder, manchmal sogar schon während des Frühstücks. Dann habe ich schon mal ein, zwei Weizenbrötchen mehr gegessen oder ich legte schnell vor dem Mittagessen noch ein zweites Brötchenfrühstück ein. Und dies alles führte bei mir Biss für Biss zu Übergewicht.

Ich muss jedoch anmerken, dass sich meine Erfahrungen nur auf tiefgefrorene Brötchen beziehen und dies auch nur kann, weil nur auf den Verpackungen in der Tiefkühltruhe die Nährwerte und die Kalorienangaben draufstehen. Beim Bäcker oder im Supermarkt an den Fertigbacktheken kann man diese Angaben nicht oder nur recht selten bekommen. Was im „normalen" Leben auch nicht schlimm ist, beim Abnehmen und der Suche nach kalorienarmen Alternativen hingegen aber die Recherche extrem erschwert.

Doch zurück zum Thema: Beim Vergleich der verschiedenen Brötchen musste ich immer wieder erstaunt feststellen, wie sehr sich doch die Kalorien der einzelnen Sorten unterscheiden. Bis zur doppelten Kalorienmenge kann man bei der Wahl des „falschen" Brötchens zu sich nehmen – bei gleicher Menge wohlgemerkt, einem normalen Brötchen eben. Schon das Doppelte an Kalorien intus ohne etwas davon zu merken?! Da kann ich nur jedem den Blick auf die Verpackung empfehlen.

So habe ich dann auch von einer großen bekannten deutschen Bäckerei (die auch Torten und anderen Süßkram herstellt) ein Mehrkornbrötchen gefunden, das pro Stück nur rund 135 Kalorien enthält. Eine gute Wahl im Vergleich zu vielen anderen Brötchen aus vollem Korn oder Sorten gespickt mit Sonnenblumen- und Kürbiskernen, die deutlich mehr haben. Daher mein Tipp: Augen auf beim Brötchenkauf.

Denn auf Dauer werden auch die leckersten und kalorienarmen Brötchen fad im Geschmack – doch Dank meines Sohnes habe ich noch zusätzlich eine echt leckere Variation für mich und auch die Familie entdeckt ... aber lesen Sie selbst, was ich meine, im nächsten Kapitel.

14. Mein Laugenbrezel-Croissant

Croissants mit einer leckeren Schokocreme oder Fruchtsoße gefüllt, das waren meine Frühstückssünden. Oder einfach nach jedem Bissen erst einmal schön Butter und dann dick Nutella oder Konfitüre auf das Croissant schmieren, wieder abbeißen – nur um erneut die Kalorien und Fette auf die Bissstelle schmieren zu können, das war ganz nach meinem Geschmack. Und ich konnte nicht genug davon bekommen.

Auch heute packt es mich ab und zu noch. Aber ich habe mir eine Alternative gesucht, die locker nur noch ein Drittel der Kalorien von der Croissant-Zucker-Fett-Bombe hat und mindestens genauso gut schmeckt! Die Idee dazu habe ich mir von meinem Sohn abgeschaut – denn der isst für sein Leben gern Laugenbrezeln.

Als ich mir die Kalorien so einer Laugenbrezel angeschaut habe, musste ich feststellen, dass die weniger als so manches normale Brötchen und sogar deutlich weniger Kalorien als ein Croissant hat. Und hier geht das „Abbeiß-Erlebnis" mindestens genau so gut, wie bei einem Croissant. Man nimmt die Brezel in die Hand und knabbert sich fröhlich von Biss zu Biss. Vorher natürlich das Salz abmachen. Dann einfach immer eine kleine Portion kalorienarmer Diät-Marmelade oder etwas Light-Frischkäse auf die jeweilige Abbissstelle schmieren und genussvoll reinbeißen, Stück für Stück. Nach einer Brezel ist man echt satt und hat deutlich weniger Kalorien zu sich genommen, als wenn man ein Croissant isst, bei dem man auch eher zwei bis drei Stück braucht, um satt zu werden. Und den Kalorienvergleich will ich dann gegenüber einer einzigen Laugenbrezel mal lieber nicht aufmachen.

Was aber auch bei der alternativen Brezel-Variante nicht geht, ist die Nussnugatcreme. Die schlägt einfach massiv mit Zucker und Fetten zu Buche – egal, was die Grundlage ist. Und ein Vorteil fällt mir zu der Laugenbrezel gegenüber dem Croissant noch ein: Ich kaufe mir immer tiefgefrorene Brezeln. Da kann man zum einen von vornherein das Salz weglassen und was noch viel wichtiger ist: Ich kann sie superfrisch backen und steigere mein Genusserlebnis so noch einmal um ein Vielfaches. Daher: Daumen hoch im Vergleich von Croissant zur Laugenbrezel zum Frühstück! Und was eine Laugenbrezel kann, kann ein anderes Lebensmittel erst recht: knuspern. Dazu mehr im nächsten Kapitel.

15. Knäckebrot zum Frühstück: 7:1 im Kalorien-Test

Abnehmen mit Knäckebrot ist als Thema nicht so unbekannt. Aber ich habe im Rahmen meiner Diät eine Erfahrung mit Knäckebrot gemacht, die ich unbedingt teilen will. Na klar, werden jetzt viele sagen, hilft Knäckebrot beim Abnehmen, weil es wenig Kalorien pro Scheibe hat. Das ist richtig. Ich habe schon Sorten gegessen, bei denen eine Scheibe Knäckebrot tatsächlich nur 19 Kilokalorien hatte. Logischerweise aus Vollkorn und kein Life-Style-Super-Duper-Marken-Knäcke – sondern ein ganz einfaches Vollkorn-Knäcke aus dem Discounter, das aber beim näheren Betrachten tatsächlich nochmal ein Drittel weniger Kalorien als „normales" Knäckebrot hat.

Aber das ist nicht das Besondere. Denn auf die Packung kann jeder, der abnehmen will, schauen und herausfinden, welches Knäckebrot am besten zu seiner Diät passt. Vielmehr hat mich beim Frühstück ein Vergleich absolut überrascht und mir die Augen geöffnet: Wussten Sie, dass man statt EINES Brötchens ganze SIEBEN Scheiben Knäckebrot essen kann und genau die selbe Menge an Kalorien zu sich nimmt? Und sieben dieser kleinen Vollkornscheiben sind echt viel!

Nun kommt aber die spannende Schlussfolgerung fürs Abnehmen mit Knäckebrot. Wenn ich also statt eines Brötchens zum Frühstück ganze sieben Scheiben Knäckebrot essen kann, dann habe ich so eine große Menge an gesundem Vollkorn-Brot vor mir, dass die eigentlich nicht zu schaffen ist. Denn statt zwei Brötchen, die man morgens schon mal zu sich nimmt, könnte man insgesamt 14 (!) Scheiben Knäckebrot essen. Das schaffe ich aber nicht, weil es einfach eine riesige Menge an Knäckebrot ist. Und wenn ich nun zwei, drei oder vier Scheiben weglasse (von 14 wohlgemerkt), dann spare ich richtig gut Kalorien. Ich esse also weniger! Und bin dennoch mindestens genauso satt wie nach zwei Brötchen. Weil ich dann nämlich immer noch bis zu vier Scheiben Vollkornknäcke essen kann. Da kommen schnell mal ein paar Dutzend oder gar Hundert Kilokalorien zusammen. Weil ich weniger Energie zu mir nehme, unterstützt das Ganze meine Diät, mein Abnehmen. Fazit: Ich nehme ab!

Gesund abnehmen mit Knäckebrot ist nicht nur eine These, sondern aus meiner Sicht mathematisch vollkommen beweisbar. Dazu kommt, dass ich persönlich nach zwei Brötchen (auch mit kalorienarmer Konfitüre) übrigens niemals so satt war, wie ich es nach zehn bis 14 Knäckebrot-Scheiben bin. Und weil ich die auch gar nicht schaffe und so viele Kalorien jeden Tag spare, hilft mir Knäckebrot beim Abnehmen enorm. Ich kann diesen Tipp nur weitergeben und absolut empfehlen!

Also: Lasst die Brötchen weg! Nehmt Knäckebrot bei einer Diät und fürs gesunde Abnehmen! Und dann darf auch Schinken sein – in Form eines „Knäcke-Burgers".

16. Schinken-Frischkäse-Knäcke-Sandwich

Frühstücken muss Spaß machen – gerade beim Abnehmen, sage ich immer. Denn wenn man ohne Freude am Frühstückstisch sitzt und in ein trockenes Knäckebrot beißt, dann hat man recht schnell keine Lust mehr auf das ganze Spiel und schon ist aller Elan dahin. Also ist Kreativität gefragt, wenn ich am Frühstückstisch ein wenig Spaß haben will.

Ein Lächeln auf die Lippen zaubert mir und meiner ganzen Familie immer mein beliebter Frühstücks-Doppeldecker. Mein Sohn sagt auch, das sei „ein Knäcke-Burger" – aber dazu sollte ich wohl erst einmal beschreiben, was ich meine.

Zuerst schnappe ich mir eine Scheibe Knäckebrot, die bekommt eine Schicht kalorienarmen Frischkäse obendrauf und darauf wird wieder ein Salatblatt drapiert. Darauf kommen ein oder zwei kleine Gurkenscheiben und eine dicke Lage Schinken. Mit dicker Lage meine ich schon mal zwei, drei Scheiben. Darüber dann wieder ein wenig kalorienreduzierten Frischkäse und zum Abschluss ein obligatorisches Salatblatt. Nimmt man hier der Farben zuliebe keinen grünen Salat, sondern einen roten Lollo Rosso, dann sieht das Ganze nach der abschließend aufgebrachten Scheibe Knäckebrot tatsächlich sehr nach einem bunten Burger aus. Lecker!

Diese „dicke" Portion zum Frühstück hat übrigens sehr wenige Kohlenhydrate und sehr wenig Fett. Und auch die Kalorien halten sich in Grenzen. Nach zwei von diesen Doppeldeckern ist man tatsächlich satt. Daher Lob von mir für diese Sandwich-Alternative am frühen Morgen. Und schmecken tut sie allemal besser als diese fertigen Frühstücksandwiches aus der Kühltruhe mit wabbeligem Weißbrot, fettiger Mayonnaise und dicker Salami. Die bröseln nämlich aufgrund ihrer Pappigkeit längst nicht so lustig auf den Frühstückstisch wie mein Knäckebrot-Burger – und bieten daher auch deutlich weniger Spaß für die ganze Familie.

Sie sehen also: Der Belag entscheidet oftmals über das Wieviel und den Geschmack beim Abnehmen. Das gilt auch für Butter, Margarine und Co.

17. Kalorien im Aufstrich: Butter, Margarine oder was?

Kalorien und der Umgang mit ihnen haben mich beim Abnehmen in den vergangenen Monaten sehr beschäftigt. Und immer wieder habe ich Schlupflöcher gesucht, um mir bei gleicher Essensmenge – ich wollte satt werden – ungebetene Kalorien einfach zu sparen. Deshalb habe ich es mir während des Abnehmens – und ich kann es auch heute nicht lassen – zur Aufgabe gemacht, nach Lebensmitteln mit gleicher „Funktion" aber deutlich weniger Kalorien zu suchen. Und: Ich habe solche natürlich auch gefunden.

Eines meiner liebsten Beispiele ist der tägliche Brotaufstrich und die versteckten Kalorien darin. Ich kann Ihnen sagen, da stecken jede Menge „Kalos" drin, die man sich durch einfaches Nachdenken und Ersetzen sparen kann – und niemand merkt es, vor allem der eigene Magen nicht. Denn das Essen ist auch ohne die versteckten „Dickmacher" lecker und macht satt. Nun höre ich aber mit dem Geschwafel um meine Theorien beim Abnehmen, Kalorientabellen, Kalorienbedarf und den versteckten Kalos auf und zeige Ihnen, wovon ich genau spreche.

Nehmen wir mal die gute Butter. Also des Deutschen liebster Brotaufstrich – wahrscheinlich noch vor Leberwurst, Marmelade und Nutella. Jedenfalls eine ganz normale Butter ohne Schnickschnack hat eine Kalorienbilanz von durchschnittlich 770 Kilokalorien bei rund 82

Gramm Fett pro 100 Gramm. Das ist schon eine ganze Menge.

Wenn man jetzt beim Frühstück einfach mal zur Rama (oder einem ähnlichen Produkt) greift, spart man schon mal rund 20 Prozent an Kalorien ein. Einfach ein Fünftel an Kalorien beim Essen gespart, ohne etwas dafür zu tun. Denn die Rama hat „nur" 630 Kalorien im Mittel bei 70 Gramm Fett.

Jetzt ersetzen wir die gute Margarine durch eine Halbfettmargarine. In meinem ganz persönlichen Fall ist das Lätta oder ein ähnliches Produkt, eine ganz normale dieser Sorte und nichts besonderes. Da haben wir auf einmal nur noch 370 Punkte auf der Kalorientabelle. Bei nur noch 39 Gramm Fett pro 100 Gramm. Das sind im Gegensatz zur „normalen" Margarine sagenhafte 40 Prozent weniger Kalorien. Da brauche ich noch nicht mal einen Kalorienrechner, um herauszufinden, dass ich damit beim Frühstück eine ganze Menge an Kalorien spare. Egal, wie hoch mein Kalorienbedarf ist – dieser Vergleich überzeugt mich.

Nun kommen wir zu meinem Lieblingsvergleich. Denn jetzt haben wir ja die Daten von der Halbfettmargarine vor Augen: Von 770 Kalorien der Butter runter auf 370 Kilokalorien bei der Halbfettmargarine. Das ist mehr als die Hälfte gespart! Nun nehmen wir einen leckeren, streichzarten und durchaus cremigen Frischkäse mit beispielsweise 15 Prozent Fett. Hier vermeldet mein hauseigener Kalorienrechner sagenhafte 175 Kalorien pro 100 Gramm. Das muss man sich mal vorstellen, das sind noch mal 50 Prozent an Kalorien gespart. Allein im Gegensatz zur Halbfettmargarine. Also wenn ich beim Frühstück auf mein Knäckebrot, Vollkornbrötchen oder Roggenbrot solch einen Frischkäse schmiere, spare ich bei der gleichen Menge die Hälfte an Kalorien. Ich bin immer wieder verwundert. Und wer jetzt auch ohne Taschen- und Kalorienrechner einfach mal die 770 Kilokalorien von der Butter gegen die 175 des Frischkäses stellt, kann sich die Prozentzahl selbst ausrechnen: Ja, es sind tatsächlich fast 80 Prozent Kalorien, die man einspart. 80 Prozent! Durch nichts anderes als den Aufstrich zu wechseln. Das werde ich über die kommenden Tage, Wochen und Monate mal nicht hochrechnen.

So einfach können wir auch ohne tägliches Kalorienzählen und Kalorientabellenauswerten eine Menge „kcal" sparen, wenn wir einfach nur unseren Einkauf ein wenig analysieren und uns entsprechend anders an der Ladentheke verhalten. Denn ob ich jetzt unter meinen Schinken auf dem Knäckebrot die Butter schmiere oder einfach den Griff zum Frischkäse wage, macht jeden Tag einen kleinen Unterschied in meiner Kalorienbilanz aus.

18. Rezept für das leckere „Ei im Glas"

Low Carb und Eiweiß gehören zusammen. Denn kohlenhydratarme Ernährung geht ohne Eiweiß in der Praxis gar nicht anders. Dafür habe ich ja schon mehrfach plädiert. Doch das klassische „Gelbe" vom Ei einfach weglassen und sich vom „Weißen" ernähren, ist irgendwann natürlich schon etwas langweilig.

Nach einem Brunch hatte ich einen guten Einfall, ja fast schon ein Rezept zum Thema leckeres Eiweiß bei einem Low-Carb-Frühstück, das ich ausprobiert habe und nun weitergeben möchte. Denn so kommt in die Low-Carb-Ernährung ein bisschen Abwechslung auf den Tisch.

Im Grunde sind Zubereitung und Rezept ganz einfach. Man nimmt ein etwas dickeres Glas. Darin werden zwei, drei Eiweiße ohne das Eigelb reingerührt. Dazu etwas Schinken kleinschneiden und darunterheben. Nun ein wenig frische Kräuter dazu – getrocknete gehen natürlich zur Not auch – und das Ganze würzen, wie es beliebt.

Dann einen tiefen Topf mit Wasser zum Kochen bringen, in den wir zuvor unser kleines Frühstück hineingestellt haben – sonst besteht die reale Gefahr, dass das Glas platzt. Ja, und jetzt heißt es, kochen lassen, abwarten und die kohlenhydratarme Vorfreude aufs Frühstück genießen.

Da die Hitze durch das dicke Glas bis zur Mitte des Eiweiß durchdringen muss, dauert das Ganze auch ein wenig länger als ein normales Ei zum Frühstück. Aber nach circa zehn Minuten ist unser kleines Rezept im Glas fertig. Nun beim Herausheben aus dem Wasserbad etwas aufpassen, weil es heiß ist und ein wenig abkühlen muss – dann schmecken lassen.

Dieses Low-Carb-Frühstück kommt bei meiner Familie sehr gut an, für Frau und Kinder lasse ich das Eigelb natürlich drin, sie können es auch vertragen. So hat jeder am Frühstückstisch dasselbe stehen – der eine kohlenhydratarm und reich an Eiweiß in schöner Low-Carb-Manier und die anderen ein klassisches Ei in neuer und schöner Form. In jedem Fall ein Hingucker, einfach in der Zubereitung und zudem lecker: „Eiweiß mit Schinken und frischen Kräutern im Glas!"

Eine andere Möglichkeit, gesund und dennoch auf möglichst „schlanke" Art und Weise morgens satt zu werden, sind Ballaststoffe, wie sie zum Beispiel Müsli in großen Mengen hat. Aber ist das tatsächlich so einfach? Mehr dazu in den folgenden Kapiteln.

19. Ballaststoffe zum Frühstück?

Das Thema „ballaststoffreiches Frühstück" ist so eine Sache. Ich habe vor meinem eigentlichen Abnehmen immer wieder mit Tricks und Kniffen probiert, so einfach wie möglich zwischendurch Gewicht zu verlieren. Eine Idee war naheliegend: Ich esse ganz viele Ballaststoffe, sodass mein Körper die alle schön brav wieder ausscheiden muss, weil er sie nicht verdauen kann. Und so habe ich mich auf die Suche nach absolut ballaststoffreichen Frühstücksvarianten gemacht.

Ich habe die sogenannten Branflakes gefunden. Das sind Frühstücksflakes, die aus einem sehr hohen Anteil an Ballaststoffen bestehen, in der Regel so 15 bis 20 Prozent, was eigentlich schon recht viel ist. Und durch besondere Bransticks, die ich später gefunden hatte, konnte ich sogar diesen recht hohen Ballaststoffanteil noch etwas vergrößern. So habe ich mich dann lange zum Frühstück von diesen Ballaststoffflakes und -sticks ernährt.

Das Ganze habe ich durch Obst ergänzt, das sehr viele Ballaststoffe hat: Trockenpflaumen. Ich habe bestimmt Hunderte davon über die Zeit verteilt gegessen. Zum ersten Frühstück mit den Branflakes, zum zweiten Frühstück und zwischendurch immer wieder. Ich habe mir sogar auf Arbeit immer eine Dose dieser echt leckeren und ballaststoffreichen Trockenpflaumen mitgenommen. Manchmal habe ich soviel davon gegessen, dass mein Magen nach dem Frühstück regelrecht laut gearbeitet hat. Ich bin so auf diese Trockenobstsorten aus Ballaststoffsicht abgefahren, dass ich Rosinen, Sultaninen und getrocknete Apfelscheiben zum Frühstück immer mitgegessen habe. Und satt war ich danach wirklich! Also, eine super Sache zum Frühstück mit den Branflakes, den Sticks und den Trockenpflaumen – sie hat nur fürs Abnehmen bei mir nicht funktioniert.

Denn ich habe dabei kein Gramm verloren. Warum? Das wusste ich damals nicht. Ich habe dann nach noch ballaststoffreicheren Varianten gesucht und habe sogar Ballaststofftabletten ausprobiert, die den Magen füllen sollten. Aber nichts hat geholfen. Ich habe nicht abgenommen – im Gegenteil, die Anzeige der Waage kletterte trotz meiner ballasttoffreichen Frühstücke weiter in die Höhe.

Heute weiß ich, was ich falsch gemacht habe: Ich habe allein auf die Ballaststoffwerte geschaut und die Kalorien und Kohlenhydrate völlig außer Acht gelassen. Und so habe ich zum Frühstück Flakes und Trockenobst zu mir genommen, die deutlich mehr als 300 Kilokalorien pro 100 Gramm auf die Nährwertwaage gebracht haben. Und weil ich noch mehr und noch mehr Ballaststoffe zu mir nehmen wollte, in der Hoffnung, endlich abzunehmen, habe ich mich mit Kalorien, Kohlenhydraten und Fruchtzucker nur so vollgestopft. Aus meiner heutigen Sicht ein großer Fehler.

Heute gehe ich stolz an den vielen Vollkornpackungen Morgenmüsli, Branflakes mit noch so vielen Ballaststoffen und all den Trockenobsttüten vorbei – und mache mir mein Frühstück mit Low-Carb- und vor allem Low-Cal-Alternativen. Viel Eiweiß und verhältnismäßig wenig Kalorien. So vermeide ich jeden Morgen Hunderte dieser Dickmacher.

Aber sind denn wirklich alle vielgepriesenen Müslisorten schlecht, um nachhaltig Gewicht zu verlieren?

20. Müsli, Flakes und andere Cerealien

Müslis und Frühstücksflakes standen schon vor meinem Abnehmen immer auf dem morgendlichen Esstisch. Und ich habe immer brav darauf vertraut, dass diese Sachen so gesund sind. Ja, ich kann sagen, dass einige dieser Produkte wirklich gesund sind. Aber helfen sie auch, um Gewicht zu verlieren? Ich sage nein. Meine Erfahrung aus meiner Abnehmzeit ist ganz klar: Müsli ist sehr gesund – aber Kilos verlieren werden Sie damit bestimmt nicht! Denn erst als ich sie von meinem Frühstückstisch verbannt habe und mich der Low-Carb-Ernährung hingegeben habe, sind auch die Kilos auf der Waage gepurzelt.

Ich kann also guten Gewissens behaupten, ich weiß, dass mir diese gesunden Frühstückscerealien beim Abnehmen nicht geholfen haben, sondern im Gegenteil: Sie waren die ganzen Jahre davor auch mitverantwortlich, dass ich die Kalorien nur so in mich hineingeschaufelt habe und diese sich schon in den Morgenstunden an meine Hüften geheftet haben.

Warum sie nicht zum Abnehmen geeignet waren und dies auch in Zukunft nicht sein werden, hängt vor allem mit den teilweise recht hohen Kalorienanteilen in den Flakes und den Müslis zusammen. Da sind zum einen die hohen Zuckerwerte. Wenn man mal genau auf die Verpackungen dieser Cerealien schaut, wird man bei den Zutatenlisten ganz schnell feststellen, dass Zucker einen recht hohen Stellenwert hat und immer sehr weit vorn steht. Ich hatte neulich sogar Flakes in der Hand, bei denen Zucker an erster Stelle stand – ich war geschockt.

Auch Vollkornflakes sind dann so gesehen auf einmal gar nicht mehr so gesund, wie man durch die Werbung und Verpackung vermutet hätte. Das Gleiche gilt für knusprige Crunchy-Müslis. Diese Hafer-Zucker-Crunchies sind wahre Kalorienbomben, denn ich habe erfahren, dass diese knusprigen Flakes oft frittiert sind, mit Zucker karamellisiert wurden oder eine ganz „normale" Zuckerhülle haben. Sind sie also reines Vergnügen und großer Kalorien-Lieferant.

Und auch das frische Obst, das so vielbeschworen immer an die Müslis und Flakes dieser Welt gemischt werden sollte, hat so viel Zucker in sich, dass das Ganze aus meiner Erfahrung heraus zum Abnehmen nicht geeignet ist. Bei mir hat es nicht funktioniert. Müslis mit vielen Kohlenhydraten und Flakes mit viel Zucker, dann noch Obst dazu – das treibt die Kalorien nur unnütz in die Höhe. Und das schon am frühen Morgen. Von Trockenfrüchten ganz zu schweigen, die Zucker und Kohlenhydrate in konzentrierter Form enthalten. Ganz besonders schlimm sind aus meiner Sicht daher die Müslis mit den getrockneten Bananen, Feigen und Rosinen. Von der Milch, die an das Ganze noch dran gehört, will ich gar nicht erst sprechen. Ach ja, und dann sind da noch die vielgerühmten Nüsse. Natürlich sind die gesund und natürlich schmeckt ein Müsli erst richtig damit. Aber die hohen Fett- und damit

Kalorienwerte haben mich ganz schön geschockt und ich habe mich erfolgreich von ihnen getrennt. Früher habe ich manchmal sogar an mein Müsli noch extra Nüsse und Rosinen drangemacht, heute habe ich diese Sachen noch nicht mal mehr im Haushalt.

Mein Tipp für alle, die rein gar nicht am Müsli oder an Flakes vorbeikommen, ist eine riesige Schüssel mit Magerjoghurt oder -quark und diese eventuell noch mit Diätkirschen oder einfach nur ein wenig Süßstoff verfeinern – auf diese riesengroße Portion kann man ein wenig Müsli und ein paar Flakes streuen. Aber das Verhältnis von Cerealien zu Quark sollte beim Abnehmen aus meiner Sicht eher 1:10 sein und nicht wie bei einem „normalen" Frühstückmüsli 1:1.

Ein kleiner Exkurs zum Abschluss zu den von der Werbung gepriesenen „Fitness"-Flakes diverser Firmen. Ich habe mir eine Sorte mal genauer angeschaut: Da waren in 100 Gramm ganze 373 Kilokalorien enthalten. Auf der Packung finden sich auch noch genauere Nährwertangaben, die ich Ihnen aber als lange Litanei erspare. Nur zum Vergleich: Klassische Cornflakes enthalten in 100 Gramm ungefähr 370 kcal. Die Special-Fitness-Variante ist also nicht kalorienärmer.

Im Übrigen wurde ich sehr oft gefragt, ob kleine Sünden erlaubt sind. Ich sage: Ja, wenn man sich bewusst ist, wie „groß" die Sünde ist und vielleicht danach direkt zum Sport geht. Zu Sünden beim Frühstücken habe ich auch mit einem meiner Blogleser gesprochen.

21. Interview: „Zum Frühstück gibt es Quark und selbstgemachte Limo"

In meiner kleinen Interviewreihe „Essen am Morgen" beantworten mir Leser meines Blogs Fragen rund um das Thema Frühstück in Verbindung mit Diäten, Abnehmen und gesunder Ernährung. Das Interview mit Henning möchte ich Ihnen nicht vorenthalten, da es zeigt, dass Frühstück für viele Abnehmwillige von großer Bedeutung ist.

Lieber Henning, wie verläuft Dein bisheriger Weg beim Abnehmen? Wo kommst Du her, wo willst Du hin?
»*Steinig ist der Weg. Ich komme von drei Zentnern und will auf zwei. Zur Zeit geht es ganz gut dank Sport. Wegen einer OP kann ich aber die nächsten Wochen nicht trainieren und vor dem Ergebnis graut mir.*«

Thema Frühstück: Was isst Du am Morgen?
»*Wochentags eisern zwei Scheiben Vollkornbrot mit meist Geflügelprodukten oder Käse. Manchmal etwas Quark. Dazu selbstgemachte Limo (etwas Süßstoff, ein Drittel Fruchtsaft, zwei Drittel Wasser, ein Spritzer Zitrone). Statt Butter Salatcreme mit 4,5 Prozent Fett. Am Wochenende wird geschlemmt: Zwei Weißmehl-Brötchen (muss sein, für diese spezielle Sorte unseres Bäckers sterbe ich), magere Wurst und Schinken, ein Ei, Käse, Lachs, kalorienreduzierter Fleischsalat,*

Insalata Caprese (schmeckt aber nur mit Büffelmozzarella), ein Glas OAS (Orangen-Ananas-Saft, direkt gepresst). Nicht alles auf einmal, mal dies, mal jenes. Als Zwischenmahlzeit meist eine Banane.«

Was kam bei Dir früher auf den Frühstückstisch?
»Siehe die Wochenende-Variante. Dann aber mit fetter Wurst und tonnenweise Fleischsalat. Fettiger Käse. Nutella. Cola.«

Sport – vor oder nach dem Frühstück? Wie stehst Du dazu?
»Lieber abends. Ich schlafe dann besser und mein Hungergefühl ist beherrschbarer. Danach ein Eiweiß-Drink, sonst nichts.«

Was ist Dein Lieblingsrezept zum Frühstück?
»Zurzeit Vollkornbrot mit Salatcreme, Salatblatt und zwei Scheiben Hähnchen in Aspik.«

Was isst Deine Familie zum Frühstück? Wie arrangiert ihr Euch am Frühstückstisch?
»Meine Süße isst wochentags morgens zwei Vollkorntoasts mit Mozzarella überbacken. Und manchmal einen Teller nackter Spaghetti. Am Wochenende das Gleiche wie ich.«

Wenn Du „außer Haus" frühstücken musst – was und wo isst Du?
»Ich esse ungern auswärts. Aber es gibt Bäckereien, die Vollkornbrötchen mit Salat und Ei belegt anbieten. Notfalls esse ich auch ein ganz normal belegtes Brötchen.«

Welche „Sünde" würdest Du früh gern wieder einmal begehen?
»Frisches Bauernbrot mit Butter, Kalbsleberwurst, Tomaten, Spiegelei, Speck und ganz viel Schnittlauch.«

Welche Erfahrungen hast Du noch beim Thema „Frühstück und Abnehmen" gemacht?
»Es fällt mir erstaunlich leicht, wochentags vernünftig zu frühstücken. Am Wochenende geht es dagegen kaum. Schon gar nicht sonntags, wo meist Brunch angesagt ist. Ich versuche dann, wenigstens den Rest des Tages zurückhaltender zu sein.«

Die Erfahrung von Henning zeigt, dass Wurst eine wesentliche und ungern weggelassene Zutat für das tägliche Frühstück ist. Ich habe mich daher nochmals intensiver damit beschäftigt.

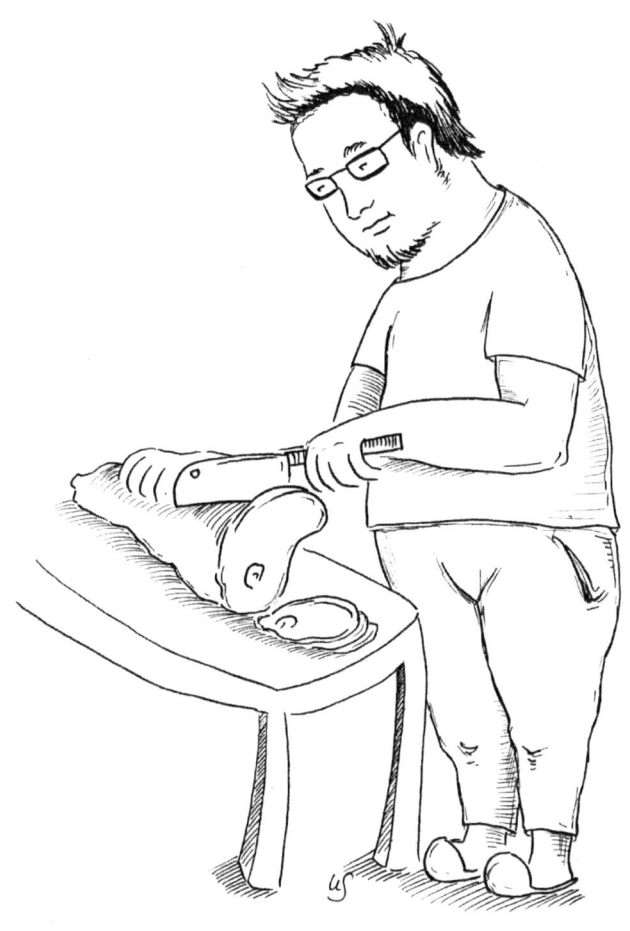

„Minus 30: Schinken – ich will viel Schinken."

Es muss nicht immer Aufschnitt sein, denn auch mit Fleisch und Fisch habe ich die 30-Kilo-Marke geschafft

22. Schnell abnehmen mit Wurst geht nicht? Ich meine: Geht doch!

Wenn man sein Fett im Körper loswerden will, dann hilft folgende Erkenntnis: Mortadella, Leberkäse und Jagdwurst sind völlig tabu. Zu viele Kalorien. Sie sprengen jeden Ernährungsplan, jede Kalorientabelle. Nicht, dass diese Wurst vom Grund her ungesund sei, nein, da gibt es bestimmt viele gesunde Sorten, Bio und so. Aber wenn ich die 300 bis 400 Kalorien pro 100 Gramm Bierschinken, Mortadella oder Salami mit denen von magerem Schinken, Hähnchenbrust oder Fisch verglichen habe, dann ist mir jeglicher Appetit vergangen.

Denn wenn ich statt einer (!) Scheibe dieser Wurst und deren Kalorien locker mal drei oder vier kalorienarme Scheiben leckeren Schinken zum Frühstück essen kann, dann tue ich das. Denn die einzige Alternative wäre, weniger zu essen. Und das wollte ich ja nicht. Ob ich nämlich von drei Scheiben Wurst satt bin, ist fraglich, bei neun oder zwölf Scheiben Schinken bin ich es aber auf jeden Fall. Deswegen lasse ich Lyoner, Fleischwurst & Co. schön im Regal. Das Gleiche gilt übrigens auch für Salami, Leberwurst und Blutwurst, die auch Unmengen an Kalorien in sich tragen.

Sie sollten aber dennoch beim Schinken zum Frühstück einfach mal die Verpackung rumdrehen und auf die

Kalorien schauen – alles was um die 100 Kilokalorien oder gar weniger hat, ist super! Und bitte nicht auf Light-Salami oder andere Light-Würstchen, ohne diese zu kontrollieren, reinfallen. Die haben zwar oft wirklich weniger Kalorien, aber ob man zum Frühstück von 350 auf 299 runterkommt, hat kaum Auswirkungen. Dann lieber Kochschinken oder rohen Schinken ohne Fettrand, die haben nur ein Drittel Kalorien. Und von leckerem Schinken gibt es echt hunderte Sorten zum Frühstück – und mittlerweile auch von anderen Wurstsorten. Da wirds nie langweilig am Frühstückstisch.

Und hier der Beweis dafür: Bei mir waren die fein gecutterten Wurstsorten fürs Abnehmen bislang tabu. Manchmal habe ich sie schon vermisst. Mit etwas Senf oder Ketchup auf dem Brot war diese Art der Wurst doch überaus lecker – doch in meiner Kalorientabelle hatte sie absolut nichts zu suchen. Schade eigentlich – aber wer schnell abnehmen will, muss auf diese Kalorien definitiv verzichten, wenn er trotzdem satt werden will.

Bis neulich! Da hatte ich beim Einkaufen im Supermarkt ein absolutes Erfolgs- und Überraschungserlebnis. Es gibt sie! Die Mortadella, die Lyoner, den Leberkäse mit absolut unschlagbar wenig Kalorien. Eine neue Sorte, die weniger Kalorien hat als Schinken! Und das muss erst mal eine Wurst nachmachen! Während, wie bereits erwähnt, gewöhnliche Jagdwurst & Co. bis zu 400 Kilokalorien pro 100 Gramm haben, hatte diese nur unglaubliche 98. Das ist ein Viertel!

Um allen Skeptikern schon mal die Argumente abzunehmen: Ja, es ist ein Industrieprodukt. Ja, ich weiß wirklich nicht genau, wie die das machen. Ja, da ist bestimmt nicht alles nur Fleisch drin! Aber: Wenn es mir ums schnelle Abnehmen und die Reduzierung von Kalorien geht, was schon im Alltag schwer genug ist, lässt sich diese Wurst in puncto Kalorien mit nichts, aber auch gar nichts vergleichen. Wenn ich ein Dreiviertel an Kalorien einsparen kann, nur weil ich im Regal zu einer anderen Wurstpackung greife, dann mache ich das! So kann ich dieselbe Menge an Wurst essen wie vor meinem Abnehmen und ich spare immer noch enorm viele Kalorien. Das soll mal ein Gericht nachmachen ...

Jedenfalls esse ich nun wieder Mortadella, mit Genuss und Freude wohlgemerkt – und es passt super in meinen Kalorienplan. Manchmal ertappe ich mich sogar dabei, dass ich meinen heißgeliebten Schinken liegen lasse, weil ich mit dieser Wurst noch einmal mehr Kalorien sparen kann und das Ganze dennoch super schmeckt. Übrigens habe ich diese Wurstsorten bereits in mehreren Supermärkten gesehen. Und auch ein weiterer meiner Favoriten ist nun für das Abnehmen geeignet, wie Sie im folgenden Kapitel erfahren können.

23. Fettfreie Bratwurst – gibts denn sowas?

Fettfreie Wurst, oder solche, die es fast ist, wäre beim Abnehmen doch ideal. Kalorienarme und eiweißreiche Wurst auch, absolut perfekt. Wurst, die durchs Essen mehr Kalorien verbrennt als man zu sich nimmt, wäre dann natürlich das Mega-Highlight, aber leider, leider ... Soweit zur Einleitung, nun im Ernst weiter.

Über Wurst beim Abnehmen und innerhalb von Diäten habe ich bereits im Kapitel zuvor geschrieben. Vor allem die neuen Wurstaufschnitte sind aufgrund der wirklich stark reduzierten Kalorienzahl ideal für das Abnehmen mit Low Carb und Low Cal geeignet. Doch dass es jetzt auch die gute alte Käsekrainer wieder auf meinen Esstisch geschafft hat, überraschte mich selbst.

Ich kenne diese überaus leckere Bratwurst aus Wien und von diversen Aufenthalten an den schier unzähligen Wurstständen in der gesamten Stadt. Hier haben das viele Fett und der leckere, aber leider nicht fettarme Käse sich bei mir aber nicht nur in meinen „Geschmacksknospen", sondern auch tierisch auf den Hüften eingebrannt.

Daher gab es eben genau diese Bratwurst bei mir während und nach dem Abnehmen nicht mehr. Sie war tabu. Doch nach einem zufälligen Blick ins Wurstregal ist jetzt für mich die Welt wieder in Ordnung. Nur ein wenig über 100 Kilokalorien pro 100 Gramm hat eine neue, (fast) fettfreie Sorte dieser Wurst. Das sind locker drei Viertel oder noch mehr weniger als die Dickmacher aus Österreich. Und was da jetzt genau für „Käse" drin ist – zumindest das Fleisch wirkt sehr hochwertig – ist mir derzeit echt egal. Die Kalorien und der extrem geringe Fettgehalt für diese Art Wurst sind fürs Abnehmen ideal. Low Carb in Verbindung mit Low Fat und Low Cal sind jedenfalls bei dieser Bratwurst vom Feinsten. Daher kann ich sie kalt zum Frühstück nur empfehlen! Und ich freue mich schon darauf, diese leckeren Würstchen auch beim Mittag- oder Abendessen oder im Büro zu schlemmen.

Sie sehen, ohne Wurst geht bei mir morgens sehr selten etwas. Um Ihnen aber auch zu zeigen, dass Meeresfrüchte oder Fisch auf dem Frühstückstisch Einzug halten dürfen, empfehle ich Ihnen meinen nächsten Tipp.

24. Farbenfrohes Frühstück: Shrimps auf Frischkäse, Salat und Knäcke

Abwechslung ist auch beim Frühstück wichtig. Nichts ist eintöniger als jeden Morgen das Gleiche auf dem Tisch. Daher habe ich auch bei einem herzhaften Essen immer Alternativen gesucht – und gefunden.

Zum Beispiel mit einem mit kalorienarmen Frischkäse bestrichenen Knäckebrot mit frischem Blattsalat und ein paar Shrimps obendrauf. Zum Morgen schon Meeresfrüchte? Ich kann das nur empfehlen. Alle Zutaten haben sehr wenig Kalorien. Das Knäckebrot strotzt vor lauter Ballaststoffen und der Frischkäse hat in Verbindung mit den Shrimps eine hervorragende Menge an sattmachendem Eiweiß.

Die bunte Kombination aus braunem Knäcke, weißem Frischkäse, grünem Salat und hellroten Shrimps sieht zudem noch sehr appetitlich aus. Da wird auch schon die Vorbereitung zu einem kleinen Erlebnis. Also Daumen hoch für dieses leckere, eiweißreiche Knäcke am frühen Morgen. Und genau so experimentell geht es weiter, denn Langeweile am Morgen habe ich seit dem Abnehmen aus meinem Leben verbannt.

25. Kross gebratene Schinkenstücke

Manchmal sind es die einfachen Sachen, mit denen ein Low-Carb-Frühstück verzaubern kann. So kaufe ich mir ab und zu Schinkenendstücke in der Wurstabteilung. Das sind meist eingeschweißte Enden von großen Schinken, die nicht mehr zu Scheiben verarbeitet und nun in großen Portionen verkauft werden. Die sind genauso lecker wie die Scheibenvarianten, deutlich billiger und lassen sich in schön dicke Streifen schneiden. Warum? So beginnt ein leckeres und ganz einfaches herzhaftes Frühstücksgericht, das ich mir ziemlich regelmäßig zubereite.

Dazu erhitze ich eine Pfanne mit ganz wenig Öl. Am besten eine Pfanne, die Rillen und Riefen hat. Ich nenne sie immer „Grillpfanne". Wenn die dann so richtig heiß ist, lege ich die Schinkenstreifen rein und brate sie ganz kross an. Davon am Morgen vier, fünf Stück mit etwas Knäckebrot oder einem Vollkornbrötchen und man ist satt bis zum Mittag. Low Carb und Low Fat in einem, verhältnismäßig wenig Kalorien und sehr lecker. Ich freue mich jedenfalls stets auf meine nächsten krossen Schinkenstreifen zum Frühstück. Wer ein wenig experimentierfreudiger ist oder den Abwasch der Pfanne nach dem Essen scheut, dem sei der Toaster empfohlen: Schön vorheizen und dann die Schinkenstreifen auf der höchsten Stufe „grillen". Geht schnell, ist sauber und superlecker!

26. Meine 100-Kalorien-Päckchen

Dass Schinken bei meiner Ernährung mit Low Carb eine große Rolle gespielt hat und immer noch spielt, haben Sie schon in den vorangegangenen Beiträgen gelesen. Denn oft kommt in diesem Zusammenhang das Thema auf, dass eine Low-Carb-Ernährung nicht immer ganz billig ist, gerade durch die neuen Wurstsorten, die auf den Markt kommen. Daher ist der gute alte und magere Schinken eine perfekte Nahrungsquelle bei der kohlenhydratarmen Ernährung.

Um es billiger zu machen, kaufe ich mir daher immer ein gutes Stück Schinken – und, wenn im Angebot, ein richtig großes. Der relativ simple Trick ist nun, nicht den gesamten Schinken zum Frühstück zu verspeisen! Nein, sondern Scheibchen für Scheibchen meine Quelle der Ernährung aufzuheben. Also schneide ich den Schinken in Dutzende kleine dünne Scheiben und friere diese Portionen einzeln ein. Low-Carb-Ernährung auf Vorrat quasi!

Was ich davon habe? So ist Low Carb deutlich billiger. Ich habe immer einen Vorrat an kohlenhydratarmer „Frühstückswurst" da. Und durch die kleinen Portionen komme ich auch nicht in die Verlegenheit, zu viel zu essen oder über das Ziel hinauszuschießen. Da ich bei meiner Ernährung ohne Kohlenhydrate auch immer zwingend auf die Kalorien geachtet habe – ohne dieses

Zählen macht aus meiner Sicht auch Low Carb zum Abnehmen gar keinen Sinn – kann ich die Portionen auch zu „100 Kalorien" abpacken, also circa 100 Gramm pro Päckchen. Da kommt man dann auch super mit dem Rechnen der Kalorien hinterher.

Mein Fazit also: Beim gesunden Abnehmen und einer entsprechenden Ernährung mittels Low Carb komme ich um mageren Schinken nicht herum. Da dieser aber rasch teuer werden kann, kaufe ich mir ein gutes, mageres Stück auf Vorrat. Das schneide ich dann in 100-Gramm-Portionen und friere diese ein. So habe ich immer leckeren und mageren Low-Carb-Belag zum Frühstück oder wenn ich ihn brauche – und kann dabei einfach Kalorien zählen.

Nun müssten Sie an dieser Stelle des Buches schon einen ganz guten Überblick von Lebensmitteln haben, die fürs Abnehmen beim Frühstück wichtig sind. Kommen wir jetzt zu einem Trio zurück, das noch immer mein schlankes Leben begleitet – und sogar schon von berühmten Bands besungen wurde.

27. Mit Eiweiß den Stoffwechsel ankurbeln

„Eeeiiin belegtes Brot mit Schinken, eeeiiin belegtes Brot mit Ei ..." Wovon die Toten Hosen singen, darüber spricht auch die Wissenschaft. Die gute alte Vollkornstulle mit magerem Handkäse, Schinken oder Ei können Sie wieder guten Gewissens schon morgens verzehren.

Denn laut einer amerikanischen Studie der University of Alabama an Mäusen setzt ein eiweißbetontes Frühstück nicht an – sondern bringt den Stoffwechsel in Gang. Mit dem Ergebnis: Es lässt sich mehr Körperfett reduzieren. Eiweißbetonte Frühstücksvarianten programmieren unseren Körper nämlich angeblich so, dass wir den gesamten Tag über verstärkt auf die Fettdepots zurückgreifen und unsere Energie nicht überwiegend aus Kohlenhydraten ziehen. Die Fettverbrennung läuft so bereits morgens auf Hochtouren. Bekamen die untersuchten Mäuse kohlenhydratreiches Frühstück, verwertete ihr Stoffwechsel dagegen vorwiegend die Kohlenhydrate und ließ das Fett in Ruhe.

Auch wenn Mensch nicht gleich Maus ist, scheint an der Studie etwas dran zu sein. Aktuellen Forschungen von Professor Aloys Berg an der Universität Freiburg zufolge entscheidet das Frühstück beim Menschen darüber, auf welche Reserven der Körper zur Energiegewinnung zurückgreift und wo er am schnellsten Körperfett reduziert.

28. Hähnchen-Schwarzwurzel-Champignon-Salat

Um morgens also "in die Gänge" zu kommen, eignet sich auch mein selbstgemachter Geflügelsalat auf dem Frühstückstisch. Der ist echt etwas Leckeres. Und ich habe immer viel und gern zugegriffen. Denn es gibt in den Kühlregalen der wunderbaren Supermarktwelt tausende guter Angebote. Aber alle haben eines gemeinsam: Sie haben viele Kalorien, sie haben viel Fett. Auch wenn Geflügelsalat draufsteht, ist der Eiweißanteil nicht so hoch, dass es für Low-Carb-Abnehmen reicht. Die Fette sind ein echtes Problem und damit auch die Kalorien. Also habe ich wieder einmal nach einer Alternative gesucht – und sie in einer Kombination gefunden.

Ich habe mir aus den Regalen Geflügelsalate rausgenommen und geschaut was drin ist. Dann habe ich einfach die schlechten, also die kalorienhaltigen Sachen runtergesetzt und die kalorienarmen Zutaten hochgesetzt. Und was ist in den Salaten immer sehr kalorienarm: richtig, Pilze. Und mein favorisiertes Fleisch.

Nun koche oder wahlweise nach Geschmack brate ich frisches Hähnchenfleisch. Dieses nach dem Abkühlen ganz klein schneiden. Dazu kommt ein ganz klein wenig Light-Mayonnaise, aber da reicht sehr wenig. Das Ganze in einer großen Schüssel zusammenrühren. Hinzu kommen Schwarzwurzel aus dem Glas und Champignons aus der Dose. Beides am besten nach dem Kleinschneiden in ein Küchenkrepp einwickeln und das Wasser rausdrücken, zur Not noch mal ein zweites Tuch nehmen oder gleich mehrere Lagen benutzen, damit es richtig trocken wird.

Nun haben Sie also das kleingeschnittene Fleisch, die Pilze und die Schwarzwurzel und geben dazu einen kleinen Klecks kalorienarmen Kräuterfrischkäse. Dann mit Salz und Pfeffer abschmecken. Und bitte Senf nicht vergessen. Ich liebe, wie Sie vielleicht gelesen haben, Senf in Salaten. Aber nur ein wenig, denn es sollte nur die Note haben und nicht wie ein ganzer Senfeimer schmecken.

Fertig ist der Salat. Er hat extrem wenig Kalorien für einen Brotaufstrich am Morgen und kann durch das Verändern der Verhältnisse von einem Geflügelsalat schnell in einen Champignonsalat oder einen Schwarzwurzelsalat umgewandelt werden. Das Low-Carb-Super-Trio hat drei Vorteile: die sehr wenigen Kalorien, den hohen Eiweißgehalt und den geringen Anteil an Fett und Kohlenhydraten. Genau das gilt auch für mein folgendes Rezept.

29. Doppelter Eiweißgehalt: Mit Fisch gefüllte Eier

Ein herzhaftes Frühstück ist nicht wirklich jedermanns Sache, das hatten wir ja schon. Aber Fisch zum Frühstück noch weniger. Ich komme allerdings an bestimmten Tagen sehr gut damit klar und habe sogar manchen Morgen Appetit darauf.

In diesem Fall koche ich mir dann ein paar Eier, aber sehr lange, damit sie richtig hart werden. Wichtig: Diese nicht schälen, sondern die oberen Kappen abschlagen. Dann kann man vorsichtig das Eigelb rausholen – und beispielsweise der Familie zu essen geben. In die Öffnung lassen sich dann wahlweise Thunfisch oder Lachsschnitzel (dabei aber das Öl am besten abtropfen oder von einem Küchentuch aufsaugen lassen) einfüllen, bis um Rand.

Und schon hat man ein leckeres Low-Carb-Frühstück mit viel Eiweiß, eine schmackhafte Kombination aus Ei und Fisch. Den Thunfisch und den Lachs kann man vorher natürlich auch mit Pilzen vermischen und danach in die Eier füllen. Das ist dann wirklich Geschmackssache.

30. Interview: „Brötchen, Rührei. Käse, Wurst, auch mal etwas Süßes."

Das folgende Kurzinterview aus der Reihe „Essen am Morgen" verdeutlicht erneut, dass der Titel „Wichtigste Mahlzeit des Tages" für das Frühstück nicht von ungefähr kommt. Meinen Fragen stand dieses Mal Doro aus Brandenburg Rede und Antwort.

Liebe Doro, wie verläuft Dein bisheriger Weg beim Abnehmen? Wo kommst Du her, wo willst Du hin?
»*Ich habe Anfang November mit Almased angefangen und möchte weiterhin mit Schlank-im-Schlaf (SiS) weitermachen. Ich wog circa 75 Kilogramm und wiege aktuell 66,5 Kilogramm.*«

Thema Frühstück: Was isst Du am Morgen?
»*Nun, ich verkneife mir Frühstück im Moment noch. Wenn dann mit der Familie am Wochenende und dann nur mit herzhaften Brotauftstrichen, die SiS vorgibt beziehungsweise die man essen darf.*«

Was kam bei Dir früher auf den Frühstückstisch?
»*Ich war bisher der Frühstücksmensch. Ich liebe frühstücken. Und es war bisher meine wichtigste Mahlzeit. Alles andere konnte bisher ausfallen. Brötchen, Rührei, Käse, Wurst,*

auch mal etwas Süßes. Beides war die Kombination. Ein halbes Brötchen mit Käse oder Wurst, das andere halbe mit Philadelphia Milka.«

Sport – vor oder nach dem Frühstück? Wie stehst Du dazu?
»Am besten gar nicht. Nein, im Ernst, wenn dann vor dem Frühstück. Danach ist der innere Schweinehund meist noch größer. Zumindest bei mir.«

Was ist Dein Lieblingsrezept zum Frühstück?
»Im Moment hab ich noch nicht das Richtige gefunden.«

Was isst Deine Familie zum Frühstück? Wie arrangiert ihr Euch am Frühstückstisch?
»Meine Familie isst das, was sie gern mag. Mein Mann ist Koch und hält von meiner Kost nicht so viel. Er ist Feinschmecker und wird es bleiben, genießt das, was ihm schmeckt. Und meiner Tochter schmecken Sachen wie Salami, Putenbrust, Käse, Nutella. Und so hat eben jeder seine Art des Frühstücks.«

Wenn Du „außer Haus" frühstücken musst – was und wo isst Du?
»Im Moment gar nicht.«

Welche „Sünde" würdest Du früh gern wieder einmal begehen?
»Rührei und mein Philadelphia Milka.«

Welche Erfahrungen hast Du noch beim Thema „Frühstück und Abnehmen" gemacht?
»*Keine eigentlich. Wie schon erwähnt, ich habe IMMER gefrühstückt, weil ich diese Mahlzeit als die Wichtigste empfand. Immer das, was mir schmeckt, aber nie zu viel.*«

Auch Doro bestätigt mir mit ihren Antworten, dass es gelegentlich auch beim Frühstück mal süß hergehen darf. Worauf man bei Zucker und Frühstück achten sollte und wie sich beides dennoch für das Abnehmen kombinieren lässt, zeige ich Ihnen im folgenden Kapitel.

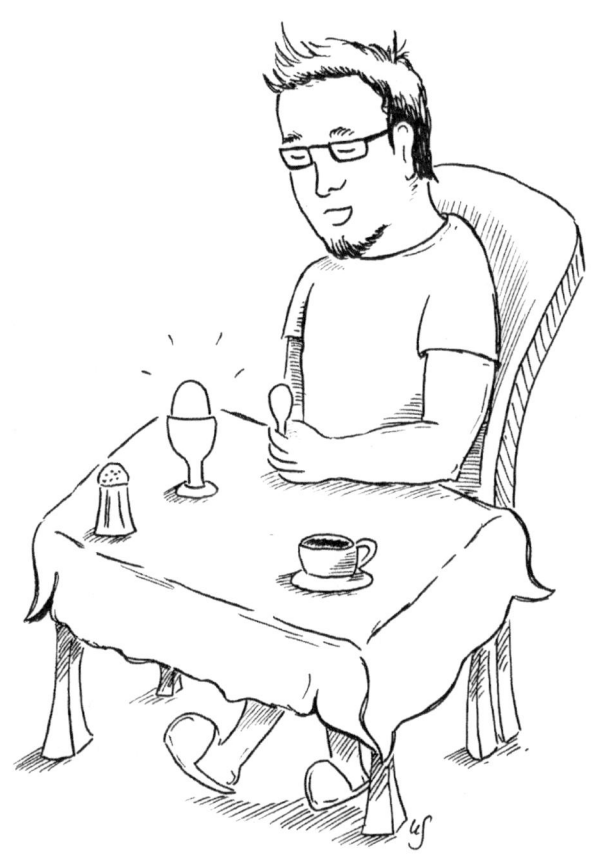

„Minus 40: Das Weiße ohne das Gelbe."

Mit verschiedenen Ei-Variationen und kalorienarmen Fruchtaufstrichen bringe ich 40 Kilo weniger auf die Waage

31. Versteckte Kalorien im Frühstück: Vor allem Zucker versteckt sich in Lebensmitteln

Für Zucker gilt das Gleiche wie für versteckte Fette in unserem Frühstück: Vielen der Lebensmittel auf unserem Frühstückstisch sieht man ihre süßen Inhaltsstoffe noch nicht einmal an. Ich hätte zum Beispiel niemals vermutet, dass in einem großen Becher handelsüblichen Fruchtjoghurt mehr als 20 Würfel Zucker drin sein können. Und was mich besonders beeindruckt aber auch gleichzeitig schockiert hat: Fertigprodukte wie Brotaufstriche sind zwar nicht immer wirklich süß, enthalten aber trotzdem zum Teil beträchtliche Mengen an Zucker.

Experten meinen übrigens, dass dann der Ausweichgriff zu „zuckerfreiem" Essen leider auch nicht immer ein Ausweg sei. Ich habe auch gelernt, dass sich die Angaben nämlich nur auf den Haushaltszucker (auf den Nährwertangaben: Saccharose) bezieht und der soll eine festgelegte Grenze nicht überschreiten. Aber ein bisschen Saccharose darf also auch in jedem zuckerfreien Lebensmittel stecken – von den „reduzierten Varianten" ganz zu schweigen. Denn dort müssen die Zuckeranteile nur gegenüber der Vorgabe reduziert sein.

Zudem dürfen Arten von Zucker, die nicht Haushaltszucker sind, zugesetzt werden. Das sind dann meist andere Kohlenhydrate, Traubenzucker (Glukose), Malzzucker (Maltose), Fruchtzucker (Fruktose) oder Milchzucker (Laktose). Oft sind in diesen zuckerfreien Lebensmitteln auf dem Frühstückstisch auch Austauschstoffe wie Xylit, Maltit oder Sorbit, die ebenfalls Kalorien liefern. Bedeutet also, dass am Frühstückstisch ein zuckerfreies Müsli den selben oder sogar einen noch höheren Nährwert- beziehungsweise Energiegehalt haben kann wie ein normales Müsli.

Und noch eine Empfehlung: Ich achte besonders auf die Aufschrift „ohne Zuckerzusatz". Denn hier ist meiner Meinung nach ganz besondere Vorsicht angebracht, wenn man zum Frühstück die Kalorien reduzieren will. Denn „ohne Zuckerzusatz" besagt eben nur, dass die Unternehmen bei der Herstellung keinen Extrazucker und keine süßenden Zutaten zugesetzt haben. Aber vieles enthält schon von Natur aus jede Menge Zucker und damit Kalorien. Zum Beispiel Obst oder Trockenobst. „Ohne Zuckerzusatz" heißt also ebenfalls nicht frei von Zucker. Und auch auf „Naturprodukte" wie Honig und Ahornsirup ausweichen geht nicht. Ich wollte zwar gesund abnehmen – aber der hohe (Eigen-)Zuckeranteil ist kontraproduktiv für die Kalorienbilanz. Sie sind nichts anderes als Zuckerlieferanten!

Letzteres kann man von meiner nächsten Eigenkreation – dem „süßen Rührei" – aber definitiv nicht sagen.

32. Mein geglückter Versuch: süßes Rührei

Rührei zum Frühstück ist eigentlich eine herzhafte Sache. Ich habe das Ganze mal in einer süßen Variante ausprobiert. Und ich muss sagen, mit Erfolg.

Insgesamt nehme ich dafür sechs Eier. Bei vier von ihnen nutze ich nur das Eiklar und habe damit sehr viel Protein. Dazu kommen noch zwei komplette Eier, also eben auch zweimal Eigelb. So haben wir ein ziemlich gutes Verhältnis von sechs mal Eiweiß zu zwei mal „Gelb". Soviel zu den Rechenspielchen. Dazu nehme ich nun noch 300 Gramm Eiweißpulver. Zwar ist hier der Hersteller völlig egal, aber ich bevorzuge Sorten mit Vanillegeschmack. Die anderen schmecken mir zum Ei einfach nicht, was vor allem eine Empfehlung aus Erfahrung ist.

Mit dem Eiklar habe ich schon eine gute Portion Eiweiß angerührt. Damit das Ganze schmeckt, ist aber die angesprochene Vanille wichtig. Also nicht vergessen, sonst wird es sehr fad. Man kann noch ein wenig Milch und wenige Spritzer Flüssigsüßstoff dazugeben. Die Kombination wird nun mit einem Handmixer gut durchmischt und danach in eine beschichtete Bratpfanne in ein wenig heißes Öl gegeben. Nun braten, bis es eine leicht bräunliche Farbe annimmt und fertig ist das süße Rührei.

Süß geht es weiter, denn auch Milchreis muss nicht unbedingt vom Frühstückstisch verschwinden.

33. Meine Milchreis-Variation

Kalter Milchreis zum Frühstück ist wirklich lecker! Vor allem, wenn er frisch aus dem Kühlschrank kam, konnte sich die gesamte Familie nicht dagegen wehren. Mit viel Zucker und Zimt drauf – und wenn er mit fetter Milch und etwas Sahne gekocht war, um so besser.

Beim Abnehmen ging das für mich aber nicht mehr. Ich wollte früh dennoch nicht auf dieses körnige Gefühl im Mund verzichten und suchte mir eine Lösung. Gefunden haben ich sie in der folgenden kleinen Rezeptur.

Ich stelle mir etwas Süßstoff und Vanillearoma bereit, mische das Ganze mit körnigem Frischkäse, der bekanntlich viel Eiweiß, wenig Fett und damit auch wenige Kalorien hat. Es kommen ein paar Flohsamenschalen dazu, die es in jedem Reformhaus gibt. Und ein wenig fettreduzierte Milch (0,3 Prozent) oder gleich Wasser, je nach Geschmack. Nun alle Zutaten gründlich miteinander verrühren. Dann etwa 30 Minuten in den Kühlschrank kaltstellen. Fertig!

Sie können das Ganze natürlich so abschmecken, wie es beliebt – man muss eben nur auf die Kalorienbilanz achten. Grundsätzlich gilt, dass beim eiweißbetonten Frühstück der Fantasie keine Grenzen gesetzt sind: Da können auch Quarkkäulchen auf der Speisekarte stehen.

34. Quark-Eiweiß-Low-Carb-Käulchen

Experimente und alternative Rezepte gehören für mich zum gesunden und schnellen Abnehmen dazu. Also lasse ich es mir auch zum Frühstück nicht nehmen, neue Wege zu beschreiten. Und das spannendste Rezept, das ich schon immer mal zum Frühstück ausprobieren wollte, (vor allem weil ich überhaupt nicht wusste, ob das klappen konnte) waren meine Low-Carb-Quark-Eiweiß-Käulchen.

Quarkkäulchen kennt man in meiner sächsischen Heimat als in reichlich Fett ausgebackene Quark-Milch-Eier-Mehl-Zucker-Teilchen mit vielen Rosinen und noch mehr Puderzucker. In ihrer Urform also eher kein Low-Carb-Rezept fürs schnelle Abnehmen zum Frühstück.

Und ich habe sie früher nicht nur gern gegessen, sondern auch schönen Vollfettquark, süße Schlagsahne statt Milch, jede Menge Volleier und natürlich viel Zucker und Mehl als Bestandteile des Rezeptes genommen. Kalorientechnisch lag ich da bestimmt locker bei 300 Kalorien pro 100 Gramm. Und 100 Gramm sind nun wirklich keine Portion zum Frühstück, sondern eher ein kleiner Happen nach dem Aufstehen. Also habe ich davon früher bestimmt locker das Drei- oder Vierfache gegessen. Doch beim Abnehmen war dann alles anders. Und bei einer gesunden Ernährung mit Low Carb heute sowieso.

Also habe ich versucht, alle kalorien- und kohlenhydratreichen Zutaten im Rezept einfach durch Alternativen zu ersetzen. Zuerst den Sahnequark – hier habe ich mir ganz einfach Joghurt-Magerquark gekauft mit weniger als 0,1 Prozent Fett und weniger als 55 Kalorien pro 100 Gramm.

Dann habe ich statt der Schlagsahne einfach kalorienarme 0,3-prozentige Milch genommen sowie den Zucker durch Süßstoff ersetzt. Und natürlich die Volleier ... das Thema Eier zum Frühstück hatten wir schon – jedenfalls habe ich auch diese Eier durch Eiweiß ersetzt. Im Endeffekt habe ich für dieses Rezept die doppelte Menge Eier genommen und dann ganz brav und behutsam das Eiweiß von Eigelb getrennt. Und eben nur die Eiweiße genommen. Wem das Ganze am Ende beim Frühstück dann von der Farbe her zu „weiß" wird, kann natürlich ein Vollei dazu nehmen und den Rest durch Eiweiße auffüllen. Aber da steigen dann eben auch die Kalorien.

Zurück zum Rezept. Nun kommt statt des weißen Mehls ein klein wenig Vollkornmehl mit dran – und alles schön umrühren. Danach ab in die Pfanne – aber bitte mit ganz wenig Öl – ich habe immer einen kleinen Schwapp in die Pfanne gemacht und dann mit einem Küchenkrepptuch alles ganz dünn verteilt. Also die Quarkkäulchen mit einer kleinen Kelle in die heiße Pfanne bringen. Aber darauf achten: Umso kleiner die Quarkkäulchen sind, umso besser lassen sie sich anschließend wenden. Die Quarkkäulchen nun gut anbrutzeln lassen, damit sie eine schöne Kruste bekommen und sich gut wenden lassen. Dauert mit wenig Öl ein bisschen länger, aber es geht. Je nach verwendeter Menge an Zutaten und deren Mischungsverhältnis wird die Konsistenz unterschiedlich ausfallen. Daher habe ich mich immer langsam an die jeweilige Rezeptur rangetastet und am Anfang nie mehr als ein Quarkkäulchen in die Pfanne getan. Erst wenn alle Zutaten für mich in einem richtigen Verhältnis waren, habe ich das Rezept für erfolgreich angesehen und den Rest gebraten. Daher kann ich nur empfehlen, es vorher auszuprobieren und die eigenen Mischungsverhältnisse je nach Geschmack und Konsistenzwünschen anzupassen.

Und nun wünsche ich viel Spaß bei diesem leckeren, voll Eiweiß steckendem, lange satt machenden und kalorienarmen Rezept für Quarkkäulchen zum Frühstück! Ach ja, eines fehlt an dem Rezept natürlich noch, ein kleiner Klecks kalorienarmer Diätkonfitüre! Apropos Konfitüre: Wir sind nun schon beim nächsten Thema angelangt. Nämlich bei dem, ob und wie viel Marmelade während des Abnehmens erlaubt ist.

35. Kalorien mit der richtigen Marmelade sparen

Unglaublich, was man beim Abnehmen oder im Rahmen einer Diät über Ernährung, Nährwerttabellen und Kalorien so alles lernt. Und das schon nach dem Aufstehen beim Frühstück. Da schaut man nichts ahnend beim morgendlichen Mahl auf die Marmelade – und ist von der Nährwerttabelle echt geschockt: Fast 300 Kalorien hatte vor meinem Abnehmen meine Konfitüre des Vertrauens pro 100 Gramm. Das muss zum Frühstück doch auch anders gehen, dachte ich mir.

Also bin ich nach dem Schock am frühen Morgen gleich ab in den nächsten Supermarkt und habe jede Marmelade auf der „kalorienreduziert", „Diät" oder „ohne Zucker" stand mal fix „umgedreht". Und tatsächlich, nach einer längeren Suche, vielen Vergleichen und unzähligen Nährwerttabellen auf den Labels später hatte ich eine Konfitüre für mein Frühstück gefunden. Sie hat nur 115 Kalorien pro 100 Gramm, schmeckt superlecker und cremig und versüßt ab jetzt jeden Morgen mein Frühstück.

Ein Fazit fällt mir also leicht: Gute Diät-Marmelade hat unterdurchschnittlich und im Marktvergleich recht wenig Kalorien, ist absolut lecker und gibt es bestenfalls im Discounter. So kann man beim Frühstück gesund abnehmen! Und damit auch den Kampf gegen die Kalorienteufelchen, die sich auch gern im Frühstück tarnen, beginnen.

36. Konfitüre und Schokolade im Duell der Kalorien

Wir sind immer noch bei den süßen Zutaten eines Frühstücks. Ich stelle mal folgendes Zahlenspiel zusammen: Eine durchschnittliche Milchschokolade (oder eine dunklere Schokolade, die ich auch gern esse) hat im Mittel etwa 530 Kalorien pro 100 Gramm, also pro Tafel quasi. Soweit so einfach.

Nun wirds schwieriger. Zweite Rechnung: Meine Diätkonfitüre, die ich eben schon erwähnte, hat durch Fruktose & Co. ziemlich genau nur noch 115 Kalorien pro 100 Gramm. In einem Glas auf meinem Frühstückstisch sind, wenn es voll und nicht angebrochen ist, 430 Gramm Konfitüre. Das sind also (430/100)*115. Alles klar?! Bedeutet, in einem vollen Glas Marmelade oder Konfitüre, so wie ich sie gern beim Abnehmen und Gewichthalten morgens esse, sind insgesamt 494,5 Kilokalorien. Also sind in einem ganzen Glas meiner Frühstückskonfitüre weniger Kalorien als in einer meiner Tafeln Schokolade drin.

Nun meine These verbunden mit einem Trick zum Abnehmen, Kalorien zu reduzieren und/oder Gewicht zu halten: Wenn ich beim Abnehmen oder während einer Diät nun den absoluten Heißhunger auf Süßes bekomme, kann ich ja gar nicht so viel Konfitüre essen, um die Kalorien zu erreichen, die eine Tafel Schokolade hätte! Und der Süßegrad bei beiden nimmt sich absolut nichts. Bei einer herberen Schokolade würde ich sogar sagen, die Konfitüre ist deutlich süßer. Und was folgt daraus? Ich spare – auch und gerade bei einer gegen den inneren Schweinehund verlorenen Attacke im Bereich akuten Heißhungers – deutlich mehr Kalorien, wenn ich ein halbes Glas meiner Konfitüre in mich „reinstopfe" und mir (mal salopp gesagt) die Süße schon „aus den Ohren rauskommt". Wenn Sie übrigens anderer Meinung sein sollten, dann bitte Taschenrechner zücken und mich überzeugen.

Im Übrigen waren und sind Waage und Taschenrechner bis heute meine liebsten Begleiter: Denn um zu wissen, wie viel Kalorien nun tatsächlich verbraucht sind, sind beide Utensilien wirklich wichtig. Und auf diese Weise habe ich auch meine folgende Frühstücksidee auf den Prüfstand gestellt und nach der Energiebilanz für gut befunden.

37. Kirschquark ohne Kalorienteufel

Ein wirklich leckeres Rezept zum süßen Frühstück ist für mich immer die recht einfache Vermischung von Quark mit Obst. Da brauche ich keine umständlichen Anleitungen aus Rezeptbüchern oder Weight Watchers-Punktetabellen.

Doch so einfach, wie das mit dem Quark klingt, ist es beim Abnehmen nicht, weder morgens, noch zu einer anderen Tageszeit. Denn man muss bei dem Rezept schon ziemlich genau hinschauen: Wie immer beim Abnehmen oder einer Diät steckt der „Kalorienteufel" im Detail.

Beginnen wir beim Quark. Hier nehme ich immer eine Mischung aus Magerquark und einem Joghurt mit wenigen Kalorien, dazu Obst. Ja, aber da wird es noch schlimmer, gerade bei frischem Obst. Das hat teilweise zu viele Kalorien, aber wir wollen zum Frühstück ja satt werden und das langanhaltend, dennoch kalorienbewußt handeln – das ist der Auftrag.

Daher greife ich bei diesem Frühstücksrezept zu Diätobst aus dem Glas. Kalorienreduzierte Sauerkirschen zum Beispiel haben manchmal nur 35 Kilokalorien pro 100 Gramm. Die schmecken lecker, meist nicht nach Süßstoff und halten sich auch vom Preis her oft in Grenzen. Nun mische ich mein Frühstück zusammen. Wenn der Quark etwas zu fest sein sollte, gebe ich noch etwas sprudelndes

Mineralwasser dazu. Warum ich keine Milch nehme? Durch die Kohlensäure im Wasser bekomme ich bei diesem Rezept den Quark lockerer und reduziere sogar noch die Gesamtkalorien pro Portion. Also Mineralwasser statt Milch!

Das war auch schon mein Rezept zum Frühstück mit Quark und Kirschen. Wenn man beim Einkaufen einfach ein bisschen bewusster mit den Nährwerten umgeht, kann man am Frühstückstisch bei gleicher Menge, gleichem Volumen und gleichem Geschmack eine recht große Menge an Kalorien sparen. Ach ja, den Zucker sollte man selbstverständlich dabei komplett weglassen.

38. Süß und eiweißreich: Meine Kirsch-Quark-Taler

Wundern Sie sich nicht, dass es bunt und munter durch die süße Geschmacksvielfalt geht: Wir erarbeiten uns schließlich das abwechslungsreiche Frühstück. Süß gibt es das in den verschiedensten Varianten und eine wesentliche Rolle dabei spielen Früchte. Das folgende Rezept enthält ebenfalls Kirschen, allerdings ist es ein wenig aufwändiger, weil man erst Eiweiß schlagen muss, aber lesen Sie selbst.

Trennen Sie wie gewohnt bei drei Eiern das „Weiße vom Gelben". Ersteres mit einer Prise Salz steif schlagen. Zwei der Eigelbe in einer anderen Schüssel mit etwas Süßstoff schaumig schlagen, dann eine halbe Packung Magerquark zugeben.

Zu dieser Masse dann vorsichtig den Eischnee geben und die Hälfte in eine kleine Auflaufform füllen. Darauf verteile ich nun noch zwei Drittel eines großen Glases Diätkirschen und streiche den Rest der cremigen Masse darüber. Zum Schluss die restlichen Kirschen daraufgeben. Das Ganze sollten Sie 40 Minuten im Ofen backen bis es obendrauf hellbraun wird. Ein supersüßes Frühstück und vor allem aber eiweißreich, kalorien- und kohlenhydratarm! Und lecker!

Aber manchmal – das werden Sie gleich lesen – kommt es weniger auf Inhalt, sondern auch auf die Größe des Frühstücks an.

39. Bei gleichem Volumen deutlich weniger Kalorien

Quizfrage: Was macht zum Frühstück schneller satt, ein mittelgroßer Apfel oder ein Löffel Nussnugatcreme? Natürlich der Apfel! Und zwar bei gleichem Kaloriengehalt. Da hatte ich eigentlich durch minimales Nachdenken schon einen Baustein für die Lösung meines Übergewichtsproblems. Es ist die „Größe" der Lebensmittel im Vergleich zu ihren Kalorien.

Ich entschloss mich, auf die Suche zu gehen, wie ich die Kaloriendichte verringern und das Volumen steigern könnte. Eigentlich ist das ganz logisch und machte auch für meinen Magen Sinn. Denn durch das viele Essen die ganzen Jahre lang hatte der sich wahrscheinlich ausgedehnt. Tatsächlich war es so, dass mein Sättigungsgefühl über die Jahre gelitten hatte. Ich konnte also essen und essen und wurde immer später satt. Also würde es mir beim Abnehmen auch nicht helfen, wenn ich am Frühstückstisch anfangen würde, allein auf die Kalorien zu schauen – ich musste auch das Volumen hoch halten und meinem Magen eben immer etwas zu essen geben, an dem er „viel" und vor allem „lange" zu knabbern hatte. Denn ich wollte nicht so schnell wieder Hunger haben.

Im Grunde war das auch ganz einfach, denn jedes Nahrungsmittel liefert dem Körper eine bestimmte Kalorienzahl pro 100 Gramm. Der besagte Frühstücksapfel hat zum Beispiel einen hohen Wasser- und Ballaststoffanteil, enthält dafür aber wenig Fett. Die Energiedichte ist also relativ niedrig. Zum Vergleich: Die Schokocreme aus dem bauchigen Glas enthält vor allem Fett und Zucker, aber nur wenig Ballaststoffe. Daher ist die Energiedichte sehr hoch. Würde ich also morgens – und natürlich dann auch den ganzen Tag über – gezielt Lebensmittel mit einer niedrigen oder mittleren Energiedichte verwenden (magere Fleisch- oder Fischsorten, Magermilchprodukte, Obst und Gemüse), dann könnte ich mir doch theoretisch erlauben, auch große Mengen davon zu essen, ohne die Energiebilanz zu erhöhen. Ich müsste also nach dem Frühstück nicht hungern. Da hatte sich das Nachdenken doch gelohnt!

Als ich ein wenig recherchierte, merkte ich, dass es diesen Ansatz tatsächlich auch wissenschaftlich fundiert gibt. Das Ganze nennt sich bei den Ernährungsexperten „Volumetrics". Der Begriff leitet sich vom Wort „Volumetrie" ab, also dem Messen von Rauminhalten. Es zählen dabei allein das Volumen und die Energiedichte von Lebensmitteln. Volumetrics basiert auf aktuellen wissenschaftlichen Untersuchungen, die sagen, dass Menschen eine bestimmte Menge Nahrung zu sich nehmen, bis sie sich satt fühlen, egal wie viele Kalorien enthalten sind. Würde man eine große Speisenmenge mit geringer Kaloriendichte zu sich nehmen, hätte der Hunger keine Chance. Denn das Volumen der Nahrung und die Füllung des Magens verursachen neben der Zusammensetzung der Nahrung eben das Sättigungsgefühl. Die These, dass lediglich die Fülle des Magens ausschlaggebend für das Sättigungsgefühl ist, wurde mittlerweile widerlegt. Es reicht nicht aus, „den Bauch" nur mit Wasser zu füllen, denn das könnte man ja denken. Dem ist aber nicht so. Das Hungergefühl kehrt schnell wieder, denn das Wasser läuft nur „durch". Der „Motor" Magen will tatsächlich auch was zum Verbrennen haben. Und damit hat Volumetrics genau das bestätigt, was ich auch erlebt und gefühlt habe. Ich war also schon wieder ein Stück weitergekommen auf meinem Abnehmweg.

Übrigens noch ein Beispiel, das ich gefunden habe: 15 Weintrauben wiegen rund 100 Gramm und enthalten etwa 70 Kalorien. 15 Rosinen wiegen je nach Sorte sechs bis 20 Gramm und enthalten ebenfalls ungefähr 70 Kalorien. Bei gleicher Kalorienzahl sättigen 100 Gramm Weintrauben also besser als ein Esslöffel Rosinen. Das sehe ich auch so! Und wer vom süßen Frühstück nicht genug kriegt, für den habe ich jetzt noch einen Klassiker, der sich fürs Abnehmen eignet.

40. Eierkuchen à la Low Carb

Neben meinen Frühstücksabnehm-Quarkkäulchen, die ich schon vorgestellt habe, möchte ich nun einen weiteren süßen Favoriten vorstellen. Das sind meine Low-Carb-Eierkuchen.

Ich nehme mir dazu ein paar Eier, etwas Eiweißpulver und etwas Margarine. Dann schön alle Zutaten klümpchenfrei verrühren. Wenn man etwas Zeit hat, sollte man zuvor das Eiweiß separat steifschlagen und zum Schluss unter die anderen Zutaten mengen. Das Ganze in der Pfanne dann mit Margarine immer schön portionsweise ausbacken. Superlecker und schnell gemacht.

Ab und zu mache ich auch noch etwas Süßstoff dran oder verfeinere das Ganze mit kalorienarmer Marmelade, dann schmeckt es noch weniger nach Ei. Aber dass muss jeder für sich selbst entscheiden. Gut funktioniert auch ein Fruchteiweißpulver, dann hat man gleich Erdbeer- oder Orangengeschmack mit drin und braucht weder die Marmelade noch den Süßstoff.

41. Interview: „Meine Sünde am Morgen? Heißes Toast mit dick Nutella!"

Zum Thema „Frühstück und Abnehmen" habe ich ein weiteres kurzes Interview mit Julia aus Hamburg geführt.

Hallo Julia, wie verläuft Dein bisheriger Weg beim Abnehmen? Wo kommst Du her, wo willst Du hin?
»Ich habe Ende Juli 2011 mit dem Abnehmen begonnen. Es ist verdammt schwer, Kilos zu verlieren und ich weiß nicht so recht, woran es liegt. Als ich meinen Mann im Februar 2009 kennenlernte, wog ich 60 Kilogramm und bis Juli 2011 wurden es 72,2 Kilogramm. Da war dann das Maß voll. Ich bin 1,67 Meter groß und möchte wieder zu meinem Wohlfühlgewicht von 60 Kilogramm. Bis jetzt habe ich knapp vier Kilogramm abgenommen, aber ich habe „mehr" Zentimeter an Hüfte, Po und Bauch verloren, das Gewicht ist wohl zweitrangig! Ich bewege mich nun wieder viel mehr und sündige und schlemme nur noch ganz selten!«

Thema Frühstück: Was isst Du am Morgen?
»Unter der Woche ist es anders als am Wochenende. Wochentags esse ich Vollkornflakes und zwei Vollkorn-Toast mit Kräuterquark. Ab und zu mit Honig. Dazu Kaffee mit Milch. Auf der Arbeit esse ich dann Obstsalat und/oder ein Schwarzbrot mit Hähnchen- oder Putenwurst. Am Wochen-

ende esse ich ein bis zwei Vollkornbrötchen und manchmal ein bis zwei Eier. Die Eier sind aber nicht immer gekocht, ab und zu Rührei. Ach so, und ein Glas 200 Milliliter Direkt-Apfelsaft jeden Morgen. Mein Lieblingsessen ist eigentlich das, was ich am Wochenende zu mir nehme. Das sind dann auch frisches Obst und/oder Rohkost. Und früher? Früher gab es eigentlich nichts anderes als jetzt auch!«

Sport – bei dir vor oder nach dem Frühstück?
»Ich mache Sport nach dem Frühstück. Nachmittags/abends dann wenn ich Zeit finde und vor allem nach der Arbeit zum Ausgleich. Vor dem Frühstück geht das gar nicht (möchte ich auch nicht), da ich früh aufstehen muss.«

Wenn Du beruflich oder privat mal „außer Haus" frühstücken musst – was und wo isst Du?
»Außer Haus frühstücke ich eigentlich nicht. Wenn ich es müsste, dann beim Bäcker ein frisch belegtes Brötchen.«

Welche „Frühstücks-Sünde" würdest Du früh gern wieder einmal erleben?
»Weißes, heißes Toast mit dick Nutella und schöne, leckere Croissants ... Aber meine Erfahrungen haben mir eher gezeigt: Wenn man so etwas nicht, sondern das richtige Frühstück zu sich nimmt, ist man länger satt. Ich brauche dann nicht so viele Mahlzeiten.«

Danke an Julia. Ich möchte Ihnen nun weitere Tipps rund um das Frühstück vorstellen.

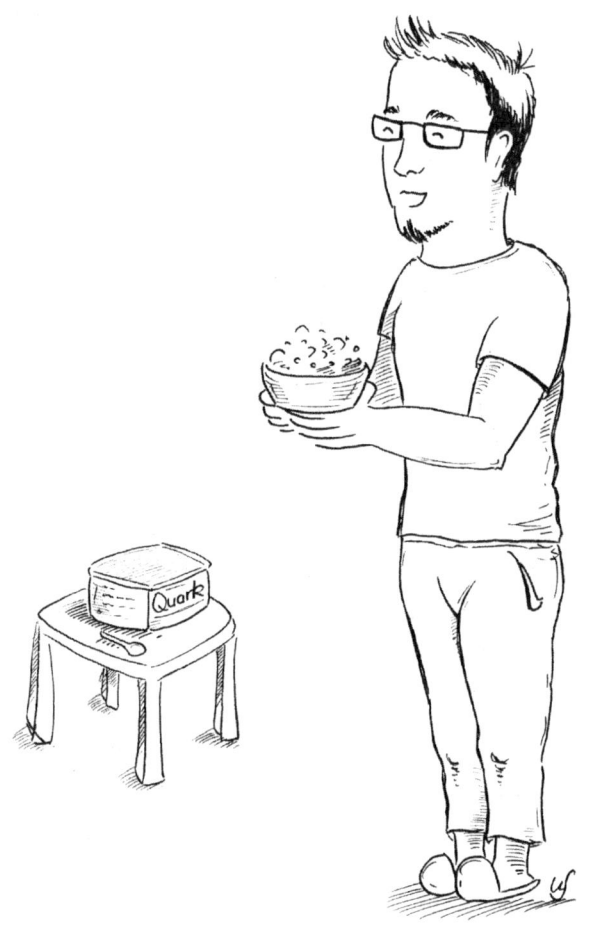

„Minus 50: Quark macht stark und schlank."

Nicht nur Quark hilft beim Abnehmen – auch mit dem richtigen Käse habe ich mich um 50 Kilo reduziert

42. Nicht auf Käse verzichten – aber mit dem richtigen viele Kalorien sparen!

Neben Marmelade und Brötchen können viele Menschen beim Frühstück nicht auf ihren heißgeliebten Käse verzichten. Auch ich habe früher immer ein, zwei Scheiben Gouda oder Edamer gegessen. Manchmal auch einen halben französischen Weichkäse, wenn es mich gepackt hat. Oder einen Ganzen.

Beim Abnehmen habe ich dann aber zwei Dinge gelernt: Käse hat zu viel Fett und damit zu viele Kalorien. Ein paar Scheiben können einem die gesamte Kalorienbilanz durcheinander bringen.

Doch ich wollte auf Käse am frühen Morgen nicht verzichten – und begab mich im Supermarkt auf die Suche nach einer Alternative aus dem Kühlregal. Bei meinen geliebten Camembert-Sorten fing ich an, wurde aber auch bei den „Light"-Produkten recht schnell von der Realität eingeholt: Teilweise hatten selbst die fettreduzierten Industrie-Camemberts (die bestimmt nach Gummi oder ähnlichem schmecken würden) mehr als 200 Kalorien pro 100 Gramm. Also fielen die französischen und andere Weichkäsesorten schon aus. Beim normalen Scheibenkäse trat die Ernüchterung ob der vielen Kalorien ebenfalls rasch ein: Auch hier waren die fettreduzierten Sachen wenig geeignet, mich beim Abnehmen zu unterstützen. Die verschiedenen Mozzarellasorten blieben auch auf der Strecke, obwohl ich früher immer dachte, die seien nicht so fettig.

Aber dann hatte ich doch noch ein Erfolgserlebnis, das mir meinen Käse am Frühstückstisch bis heute erhalten hat: Sogenannter „Handkäse" oder auch Korbkäse war meine Rettung. Den gibt es als eher stinkende Variante als Harzer Roller & Co., die für mich ebenso ausfiel wie die mit Kümmel gespickten Varianten. Aber einige Sorten dieser Käseform sind herzhaft wie mein Edamer und weich wie mein Camembert. Und Kalorien haben sie nur um die 100 pro 100 Gramm, dazu einen sehr hohen Eiweißgehalt (bis zu 90 Prozent) und fast gar kein Fett. Korbkäse, egal von welcher Firma übrigens, gehört zur Familie der Sauermilchkäse. Und hat mich besonders durch seinen extrem hohen Eiweißgehalt und dem unheimlich geringen Fettgehalt fasziniert.

Sauermilchkäse wird üblicherweise aus sogenannter Dickmilch oder einem Quark hergestellt. Bei der Herstellung mit Dickmilch wird die für den Käse so wichtige Gerinnung nicht wie bei den bekannten Süßmilchkäsesorten durch „Lab", sondern durch Milchsäure bewirkt. Dann wird alles Wasser weitestgehend entfernt und die Käsemasse wird dann je nach Sorte unterschiedlich gewürzt und zu kleinen Laiben geformt. Was ich überhaupt nicht mag, aber als ein typisches Gewürz genutzt wird, ist Kümmel. Meine favorisierte Sorte wird mit Edelschimmel gemacht.

Das Interessante an diesem Harzer Käse beziehungsweise Sauermilchkäse ist die anfänglich quarkähnliche Konsistenz, die sich bei der kurzen Reifung von außen nach innen in eine kompakt-elastische verwandelt. Und dann wird es besonders lecker, weil das Weiße innen eher trocken ist. Erst wenn der Harzer Käse schön elastisch ist, wird es spannend. Erkennen kann man das an der Farbe des Käses – die verändert sich von Weiß zu einem durchscheinenden, gelblichen Ton. Dabei entwickelt sich ein würziger Geschmack.

Nun habe ich meinen Korbkäse schon immer mal mit dem Harzer Käse verglichen, aber es gibt da noch andere Sorten, die alle extrem wenig Kohlenhydrate und Fett haben und dafür Unmengen an Eiweiß: Zum Beispiel „Olmützer Quargel", „Kochkäse", der „Milbenkäse aus Würchwitz", der „Tiroler Graukäse", der „Montafoner Sauerkäse" aus Vorarlberg und der „Der Blaue" aus Leipzig, meiner Heimatstadt. Da sie sich aber weniger in der Herstellung und ihren tollen Nährwerten fürs Abnehmen unterscheiden, sondern vielmehr im Geschmack, kann ich an dieser Stelle nur das Durchprobieren empfehlen! Satt machen sie alle und fürs Abnehmen sind sie super geeignet. Aber durchkosten müssten Sie sich selbst.

Seitdem habe ich am Frühstückstisch jedenfalls wieder Käse auf dem Teller, spare tatsächlich haufenweise Kalorien und aufgrund der zahlreichen Variationen im Kühlregal und der Zunahme an Firmen, die diese Käsesorten anbieten, wird mir Käse auch nie langweilig. Und was noch besser ist: Ich habe daraus leckere und wenig gehaltvolle Variationen entwickelt – auch für ein warmes Frühstück.

43. Warmer Hand- oder Korbkäse mit Johannisbeer-Diätkonfitüre

Camembert kennt jeder. Und leckeren Camembert mit Preiselbeeren auch. Aber die überaus köstliche Kombi hat ein großes Problem, bei dem auch die frühmorgendliche Uhrzeit völlig egal ist: Es sind die vielen Kalorien durch den Fettanteil im Käse und die vielen Kohlenhydrate durch den hohen Zuckeranteil in den süßen Preiselbeeren. Aber ich habe das doch zum Frühstück immer so gern gegessen! Ab in die Mikrowelle oder den Ofen mit dem Weichkäse und dann lecker Süßkram drauf. Das war ein Frühstück! Da war mal schnell ein ganzer Camembert weg – und ich hatte immer noch Hunger.

Beim Abnehmen wollte ich darauf nicht verzichten, auf diesen leckeren, warmen, fast zerlaufenen Käse und die süßen Früchte. Also habe ich nach einer kalorienarmen Alternative gesucht und sie auch relativ schnell gefunden. Ich habe mich erst einmal durch die verschiedenen eiweißreichen aber fettarmen Korbkäsesorten probiert und schließlich einen gefunden, der ohne Kümmel im angewärmten Zustand lecker schmeckt. Ja, es ist kein Camembert, aber es schmeckt fast ähnlich und das hat mir gereicht. Dazu habe ich mir ein Glas Johannisbeerkonfitüre aus der Diätabteilung geschnappt und mir dann den alternativen Camembert mit Preiselbeeren zusammengestellt – nämlich warmen Korbkäse mit einem Klecks Johannisbeer-Diätkonfitüre. Ich war sehr überrascht, wie ähnlich das doch schmeckt und auch meine Frau klaut mir nun hin und wieder vom Teller einen Happen davon. Manchmal muss man eben nur mit Fantasie die Bösen ins Töpfchen und die Guten ins Köpfchen stecken.

44. Frischkäsevergleich am Morgen spart Kummer und Kaloriensorgen

Frischkäse am Morgen gehört eigentlich zu jedem herzhaften Frühstück dazu. Und davon gibt es eine große Auswahl. Vor dem Abnehmen war der gute sahnige Frischkäse auf meinem Frühstückstisch an der Tagesordnung – ob nun dick auf das Weizenbrötchen und darauf noch ein oder zwei Scheiben Salami oder als kleine Beilage zum mit Sahne zubereiteten Rührei. Doppelrahmiger Frischkäse war immer dabei.

Erst als ich mir die Kalorien von solch einem Aufstrich mal angeschaut habe, bin ich fast umgefallen: Da hätte ich auch gleich Butter pur essen können! Es ist wirklich viel Fett in diesen leckeren Frischkäsesorten drin – und damit auch jede Menge Kalorien. Also hieß es jetzt wieder entweder auf das gewohnte Frühstück verzichten oder eine Alternative suchen.

Da war ich aber ganz fix im Supermarkt am Kühlregal und habe mir mal alle Sorten „von hinten" angeschaut. Es war zwar etwas mühsam und meine Frau verzweifelte auch irgendwann – aber es hat sich gelohnt. Ich habe doch tatsächlich Sorten gefunden, die weniger als 65 Kilokalorien pro 100 Gramm haben. Das ist echt wenig – zum Vergleich: Butter hat mehr als 700 Kilokalorien. Und ich will ehrlich gesagt auch gar nicht wissen, wie die Industrie das schafft. Es ist mir egal, weil ich Alternativen zu meinem kalorienreichen Frühstück haben will. Aber das muss jeder für sich selbst entscheiden.

Eben diesen leichten Frischkäse kann man ohne Reue auch etwas dicker auf das Vollkornbrötchen oder das Knäckebrot streichen – weil man in die Kaloriendimensionen wie bei einem Doppelrahm-Sahne-Superfett-Frischkäse nie kommen wird, auch wenn es ein paar Gramm mehr Käse sind. Also schlemmen ohne Reue zum Frühstück – und ich habe mich gefreut, wieder eine Alternative zu meinem bisherigen Essen gefunden zu haben, ohne mich wirklich einschränken oder auf Gewohnheiten grundlegend verzichten zu müssen. Was so eine Handbewegung am Kühlregal doch alles Positives bewirken kann – und manchmal führt sie auch dazu, die körnigen Varianten zu inspizieren und zu probieren.

45. Von Hüttenkäse und anderem Obst

Hüttenkäse verbindet man eher mit einem herzhaften Frühstück. Aber es geht auch süß.

Dafür habe ich mir eine Packung Hüttenkäse genommen und die einfach locker leicht mit einem geschnittenen Apfel (vorzugsweise Granny Smith, weil weniger Kalorien) verfeinert. Das Ganze braucht noch nicht mal Süßstoff oder gar Zucker. Wenn genügend Apfel dran ist, dann schmeckt der Apfel-Hüttenkäse zum Morgen herrlich frisch und fruchtig. Vor allem die Körnigkeit des Hüttenkäses gibt dem Ganzen eine wunderbare „Struktur" im Mund und es sieht auch sonst wundervoll aus.

Weniger zu empfehlen ist die Variante mit sehr süßem Obst wie Apfelsinen oder Bananen. Die bringen einfach viel zu viele Kalorien, Zucker und Kohlenhydrate mit sich. Das kann dann auch der Hüttenkäse nicht mehr rausreißen. Ab und zu habe ich mir ganz wenige Rosinen oder Sultaninen als Topping daraufgestreut. Aber bitte auch hier sehr vorsichtig – gerade Trockenfrüchte haben viel Zucker und viele Kalorien auf engstem Raum. Daher sollte man sie meines Erachtens nur zum Verfeinern nehmen.

Sonst sieht man das Ganze schnell auf der Waage oder aber beim Blutdruckmessen – ja, wirklich beim Blutdruckmessen.

46. Mein morgendliches Blutdruckmessen

Blutdruckmessen ist was für alte Leute, da war ich mir immer ziemlich sicher. Und wenn sich aus meiner Verwandtschaft alle über ihre Blutdruckwerte ausgetauscht haben, hatte ich nur ein müdes Lächeln dafür übrig. Ich bin doch nicht alt und ehe ich diese komischen Werte, die irgendwie nichts aussagen, verstehen lerne, wird noch viel Blut meine Adern hoch- und runterlaufen. Was soll das auch, hundertirgendwas zu irgendwas? Keine Ahnung, was das bedeutete.

Irgendwann haben wir dann meinen Eltern ein neues Blutdruckmessgerät geschenkt, die konnten das wahrscheinlich gut gebrauchen, dachten wir. Beim Auspacken unterlief mir dann aber echt ein großer Fehler: Ich probierte dieses technische Miniding einfach mal selbst aus. Sagte ich schon, dass es ein Fehler war? Das Gerät konnte verschiedenste Zahlen anzeigen und eine Skala mit grünen, gelben, orangen und roten Strichen. Dazu eine Wertetabelle nach der Empfehlung irgendeiner Organisation, die sehr wichtig klang.

Jedenfalls musste das Gerät schon von Beginn an kaputt gewesen sein, weil ich mit meinen Werten im dunkelroten Bereich rauskam und eine Wert von 170 zu 120 hatte. Ja, was denn? Schneller, weiter höher – war doch alles gut. Und das mit dem Rot konnte nur ein Hinweis sein. Aber alle hielten plötzlich den Atem an und redeten dann auf mich ein. Ich müsse zum Arzt, dringend, ich müsse was machen, wenn ich nicht bald im Krankenhaus liegen wolle, ich hätte doch Verantwortung für meine Frau und meine Kinder. An meine Katze hatte wohl keiner gedacht ... Jedenfalls war das Thema mit dem Versprechen, doch mal irgendwann zum Arzt zu gehen, auch schnell beendet. Irgendwann eben. Ja, ja, alles klar. Mir gehts doch gut, was will ich denn mit meinem Blutdruck beim Arzt.

Monate vergingen und irgendwann saßen wir wieder bei meinen Eltern – da glaubte ich langsam, dass es das Blutdruckmessgerät auf mich abgesehen hatte. Denn mein Vater erinnerte sich just in diesem Moment daran, dass doch da mal die Batterie gewechselt werden musste – und tat das dann auch. Hier passierte mir mein zweiter Fehler. Ich wollte das Ergebnis vom letzten Mal ausmerzen und allen zeigen, wie gut es mir eigentlich geht. Also schnappte ich mir dieses Teufelsgerät und band es mir um den Arm. Tja, und was soll ich sagen ... Es waren wieder die gleichen Werte, wieder alles im tiefroten Bereich. Das war der Tag, an dem ich beschloss, mir auch eines von diesen Geräten zu kaufen – doch nur um zu zeigen, dass es an diesem einen kaputten Gerät lag.

Seitdem messe ich jeden Morgen vor dem Frühstück meinen Blutdruck. Ich kenne mich mittlerweile sehr gut mit Grenzwerten und Bezeichnungen aus. Und ich habe schnell gemerkt, dass ich einen extrem hohen Blutdruck, ja schon einen gefährlichen Blutdruck hatte. Also messe ich jetzt jeden Morgen vor dem Frühstück meinen Blutdruck und schreibe ihn brav auf. Es ist erstaunlich, dass mit jedem Pfund Gewicht auch die Werte auf diesem Gerät ein wenig purzelten. Heute habe ich Werte um die 120 zu 70 und alles ist gut. Selbst mein kleiner Sohn misst nun schon fleißig aus Sympathie mit. Und mittlerweile gehe ich meinen Eltern mit meinen Diskussionen und Erzählungen über die Wertentwicklungen auf den Geist.

Eines habe ich gemerkt: Jeden Morgen messen ist nicht nur etwas für alte Leute, es hilft tatsächlich, sich einen Eindruck von der Entwicklung des eigenen Körpers zu machen. Ebenso wie das tägliche Wiegen. So werden die „Kalorienteufel" nicht nur von der Waage verbannt, sondern auch aus dem Blut. Und das nur mit eiweißbetonter Ernährung – auch aus Eiern und Fisch.

Aber: Kleine „Ausrutscher" beim Frühstück, also in die Welt mit vielen Kohlenhydraten, sind möglich. Wir sind ja alle nur Menschen. Und gegen das schlechte Gewissen habe ich einen einfachen Tipp: Sport.

47. Sport vor oder nach dem Frühstück?

Zum Abnehmen gehört Sport aus meiner Sicht ebenso dazu wie die Beachtung der Kalorien und das Verständnis für die Nährwerte der Lebensmittel. Durch Sport konnte ich die Kalorien verbrennen, die ich nicht beim Essen einsparen wollte oder konnte. Und natürlich konnte ich meinen Stoffwechsel in Schwung bringen und meinen Körper zur eigenen Fettverbrennung etwas motivieren. Das hat noch nicht mal was mit Leistungssport und Muskelaufbau zu tun – was auch sehr gut für die Fettverbrennung ist. Aber mir ging es vor allem darum, die Gesamtkalorien am Tag herunterzuschrauben.

Und auch ich stand vor der Frage, wann gehe ich früh zum Sport: vor oder nach dem Frühstück? Ich habe beides ausprobiert. Ich bin nach dem Aufstehen und Frischmachen – vor allem am Wochenende, weil da Zeit war – ins Sportstudio geschlichen. Was meine Familie dazu gesagt hat? Die hat mich unterstützt und mir das Ganze „erlaubt".

Ich blieb ja in der Regel nicht lange weg, meist waren es nur ein oder zwei Stunden, was auch völlig reicht. Aber aus Rücksicht auf meine Familie bin ich in manchen Fällen sehr zeitig aufgestanden, als noch alle schliefen, und habe mich ins Studio begeben. Eine Wohltat, kann ich heute nur sagen: Die Straßen waren leer, das Studio war leer, ich konnte mich ganz auf mich und den Sport konzentrieren.

Ein Traum. Ich hatte meine Ruhe und musste mich um nichts und niemanden kümmern. Die Familie hat noch geschlafen und der Tag begann gerade erst. Auch das war Motivation pur. Ja, und dann nach einer Stunde Walken bin ich nach Hause gekommen, habe wunderbar geduscht und die Familie fand so langsam und vor allem gemeinsam in den Tag.

Aber hat es auch was fürs Abnehmen gebracht, der Sport vor dem Frühstück? Aus Kalorien- und Fettverbrennungssicht habe ich keinen großen Unterschied feststellen können. Obwohl viele Experten meinen, dass nach dem Schlafen die Kohlenhydratreserven leer sind und durch den Sport vor dem Frühstück der Körper erst recht an die Fettreserven rangeht. Das kann tatsächlich sein, aber ich habe vor allem eines zur frühen Morgenstunde für mich gemerkt: Es hat mich motiviert. Und ich bin tatsächlich voller Power in den neuen Tag gestartet.

Die zweite Variante, also nach dem Frühstück zum Sport zu gehen, habe ich ebenfalls ausprobiert. Mit einem leichten Frühstück im Bauch und ein, zwei Tassen Kaffee war ich dann auch nicht müde. Ich habe mich dann bis zum frühen Vormittag von meiner Familie verabschiedet und bin ins Studio gefahren. Oft mit dem Fahrrad – da hatte ich schon die ersten Kalorien weg.

Einen Unterschied in der Fettverbrennung oder dem Abnehmen konnte ich wie gesagt den beiden Zeiten nicht abgewinnen. Ich glaube, was einfach gezählt und damit funktioniert hat, war die Verringerung der Gesamtkalorien am Tag, die mein Körper zur Verfügung hatte, weil ich beim Sport schon eine gehörige Portion von dem, was ich am Tag noch zu mir nehmen sollte, verbrannte. Ich denke also, dass es eher auf die Kalorienbilanz insgesamt ankommt. Und nicht, ob die Kohlenhydratspeicher vor dem Frühstück leer sind oder nach dem Frühstück erst wieder aufgebraucht werden müssen.

Ich meinte hier aber in jedem Fall nur Ausdauersport zur Kalorienverbrennung. Nicht Muskelaufbau im Sportstudio am Morgen. Denn mit leeren Kohlehydratspeichern Muskelaufbau zu betreiben, wird aus meiner Sicht nicht funktionieren, da die Muskeln zum Wachsen und Arbeiten natürlich Nährstoffe brauchen. Daher würde ich, wenn es allein dem Aufbau von Muskelmasse dienen soll, immer nach dem Frühstück zum Sport gehen. Ich wollte aber die Kalorien herunterbekommen. Von den Hüften und von meine Gesamtkalorienzahl des Tages.

Und wenn ich schon mal dabei bin, über die Werte zu sprechen: Mit ein, zwei Stunden Ausdauersport – auf dem Fahrrad, auf dem Laufband walkend oder auf dem Crosstrainer – kommen schon 500 bis 600 Kilokalorien zusammen, die man gemütlich am Morgen von der Tagesbilanz streichen kann. Das kann ein ganzes Frühstück oder Mittagessen sein, das man sich so einspart. Und wenn ich jetzt an die Alternative denke, mir für diese Kalorienanzahl kein Mittagessen zu gönnen und bis zum Abend zu „hungern" statt einfach mal für zwei Stunden aufs Fahrrad zu steigen – dann möchte ich eher nicht auf mein Mittagessen verzichten.

Also ab zum Sport! Vor oder nach dem Frühstück ist

aus meiner Sicht für die Verbrennung von Kalorien egal – Hauptsache ist, die Kalorien können Sie an diesem Tag von Ihrer Liste streichen – und nicht das Essen!

Ach, eines habe ich noch vergessen: Den Sport nach dem Frühstück kann man auch locker mit dem Weg zur Arbeit verbinden. Wer mindestens eine halbe Stunde auf dem Rad braucht, um auf Arbeit zu kommen, kann sich sogar das Fitnessstudio am Morgen sparen, wenn er einfach Drahtesel statt Bus nimmt. Und auch wenn es länger dauert – gemütlich mit dem Rad auf Arbeit bringt niemanden ins Schwitzen und die Kalorienbilanz purzelt dennoch Meter für Meter. Da man am Abend außerdem mit dem Rad wieder zurück muss, hat man auch gleich nach Feierabend noch etwas für seinen Körper und gegen die Fettreserven getan. Wenn man es nicht übertreibt, motiviert das Radfahren früh auf Arbeit auch ungemein und das gute Gefühl, etwas gegen sein Übergewicht getan zu haben, hält den ganzen Tag an. Ich kann also nur dringend raten, unter der Woche mit dem Rad auf Arbeit zu fahren. Auch wenn es länger dauert, es bringt dauerhaft etwas für die Waage. Im Bus oder Auto rumsitzen können die anderen machen!

Und: Bei so einer sportlichen Bilanz sind dann auch ab und an leckere Kartoffelpuffer – als Low-Carb-Variante versteht sich – erlaubt.

48. Kartoffelpuffer, die keine sind

Sie sind in den verschiedenen Regionen auch unter den Namen Klitschern, Buttermilchgetzen oder Bambes bekannt. Ich sage einfach Kartoffelpuffer zu ihnen. Denn unter diesem Namen kenne ich sie schon seit meiner Kindheit. Und auch früher habe ich diese Leckereien schon zum Frühstück gegessen und wollte nun auch in Zeiten des Abspeckens nicht darauf verzichten. Aber: Sie strotzen eigentlich vor Kohlenhydraten und Kalorien. Ich stand vor der Herausforderung, auch hier eine Alternative zu finden. Und was hat mir dabei geholfen? Das Internet. Man muss nur ein wenig suchen und schon findet man die passenden Rezepte.

Und da gibt es zwei Grundvarianten: Einmal statt den Kartoffeln Kürbis verwenden. Und die Variation mit Zucchini. Ich mag vor allem die Zweite, da ich an Kürbis nicht so recht rankomme und man da auch immer etwas von der Jahreszeit abhängig ist. Also habe ich mich für die Zucchini-Kartoffelpuffer ohne Kartoffeln entschieden.

Die Zubereitung ist relativ einfach: Man nimmt zwei mittelgroße Zucchinis, drei Eier (hier wieder nur das Eiweiß), ein wenig Vollkornmehl und Quark. Die Mischungsverhältnisse kann jeder für sich selbst ausprobieren. Ich nehme bei dieser Menge immer eine halbe Packung Quark, aber das kann man variieren, wie man will. Dann die Zucchinis mit einer groben Reibe in Streifen reiben, nach Belieben würzen und alles gut vermengen. Und in kleinen Portionen in die Pfanne geben und dabei natürlich nur wenig Öl verwenden. Fertig! Und Lecker!

Dazu gibt es mageren Kräuterquark – und die Kalorien halten sich echt in Grenzen: Ich hatte mal ausgerechnet, dass es weniger als 50 Kalorien bei einem großen dieser Puffer sind. Logisch, weil Zucchinis kaum Kalorien haben und die machen nun mal den Hauptteil dieses leckeren Frühstückgerichts aus.

Leider bekommt man kulinarische Low-Carb-Variationen sehr selten in Restaurants, manchmal jedoch auf Anfrage. Man muss sich beim Thema Frühstück und Abnehmen eben einfach nur zu helfen wissen.

49. Wie ich auch beim Auswärtsfrühstücken abnahm

Frühstücken zu Hause ist eine wundervolle Sache. Gerade mit der Familie. Doch manchmal ist es ebenso schön, außerhalb der eigenen vier Wände den Morgen kulinarisch zu beginnen. Sei es ein Geburtstagsbrunch mit Freunden, ein besonderes Sonntagsfrühstück mit den Kindern oder ein Treffen mit Geschäftspartnern zu früher Stunde in einem Café.

Aber wie kann man bei solch einem Frühstück – bei dem man in der Regel eben eher nicht selber einkaufen kann – auf das Abnehmen achten? Das ist tatsächlich nicht immer ganz einfach. Deshalb möchte ich hier gern meine Erfahrungen zu diesem Thema weitergeben. Denn man kann auch beim Frühstück auswärts abnehmen – ohne eine Kalorientabelle in der Tasche mitführen zu müssen.

Ein wichtiger Punkt vor dem eigentlichen auswärtigen Frühstück war für mich immer ein kleines Frühstück „inhouse", also mindestens ein morgendlicher Happen zu Hause. Denn hier konnte ich kontrolliert schon meinen Magen ein wenig füllen und so ein eventuell aufkommendes Hungergefühl am Buffet ebenso wie eine Heißhungerattacke vermeiden. So fiel es mir leichter, die Disziplin zu halten und mich in Anbetracht der vielen Sünden bei Buffets zurückzuhalten. Denn wenn die duftenden Croissants vor einem stehen und der eigene Magen leer ist, dann kommt der Kopf manchmal nicht gegen den Magen an. Da waren zwei, drei Eiweiß oder ein großer Schluck Wasser bevor es los geht eine gute Grundlage. Das hilft wirklich.

Wenn ich dann vor Ort beim Brunch zum Buffet ging, habe ich mich bewusst gezwungen, erst mal nur einen kleinen Teller zu nehmen und immer nur wenig draufzulegen. Immer mit dem Gedanken im Hinterkopf: „Du kannst hier so oft vorgehen, wie Du willst – und wenn es vier oder fünf Mal werden." Das hatte den Vorteil, dass ich nie in die Verlegenheit kam, mir den Teller extrem mit Essen vollzupacken, das ich dann vermutlich auch aufgegessen hätte. So wusste ich, dass das Essen da vorne nie weniger wird und ich nicht bangen muss, „nichts mehr abzubekommen".

Im Gegenteil, die Kellner haben immer wieder neu aufgelegt und der Geizfaktor, alles schnell aufessen zu müssen, war damit nicht mehr da. Ich konnte also beruhigt an meinen Tisch gehen und genießen. Und dann habe ich den alten Teller bewusst vor mich hingestellt, mir einen neuen Teller genommen und bin wieder ans Buffet gegangen. Der Vorteil der „Alte-Teller-Strategie" ist, dass man irgendwann die Menge an Tellern auf dem Tisch sieht und sich dann fragt, ob es nicht vielleicht doch langsam mal genug wäre.

Man muss diese Teller allerdings immer vor dem Kellner verteidigen, denn die wollen in der Regel schnell abräumen, damit wieder alles ordentlich aussieht. Ich habe daher immer etwas auf den Tellern gelassen, damit es aussah, als gehöre es noch zu meinem Essensvorrat – und keiner hat sie mir weggenommen. Das waren kleine psychologische Tricks, mit denen ich mich selbst beim Brunch im Zaum gehalten habe. Und durch das immer wieder nach vorn gehen hatte ich auch noch den Punkt des eintretenden Sättigungsgefühls gut im Griff. Denn durch das Aufstehen und ans Buffet laufen und dort neues Essen aussuchen verging auch wieder Zeit, in der mein Magen die Chance hatte, ein Sättigungsgefühl aufzubauen. Nur vom Essen allein wird man nicht satt, da spielt der Zeitfaktor auch eine große Rolle – und den kann man beim Gang zum Frühstücksbuffet ganz gut für sich nutzen.

Am besten ist es aus dieser Sicht natürlich, sich möglichst weit weg vom Frühstücksbuffet zu setzen, gar auf eine andere Etage des Restaurants oder raus in den Wintergarten. Dann sind die Wege noch weiter und man hat es nicht „zu leicht" ans Buffet zu kommen. Nun geht das nicht immer, zum Beispiel, wenn man eingeladen ist. Aber da gilt das Gleiche in klein für die Sitzplatzwahl. Ich habe mich dann bewusst immer so gesetzt, dass ich entweder viele Leute um mich hatte, die dann aufstehen mussten, wenn ich zum Essen wollte, oder dass ich erst mal den ganzen Tisch abschreiten musste, um Essen zu holen. Auch dies ist ein ganz kleiner Trick, den man für sich nutzen kann.

Wichtig ist übrigens bei dieser Strategie der langen Wege und der vielen Teller, dass man sich von anderen nichts vom Buffet mitbringen lässt. Viele bieten an: „Soll ich dir auch was holen?" und meinen es in der Regel gut. Aber dann stehen Berge von kalorienreichem Essen vor einem und man kann keinem erklären, warum man das jetzt gerade nicht essen will. Die Leute, die vorgehen, handeln nur nach bestem Wissen und Gewissen mit dem, was sie einem mitbringen. In aller Regel ist das aber nicht das, was man sich selbst geholt hätte. Außerdem verleitet es, einfach nur sitzen zu bleiben und die ganzen strategischen, eben beschrieben Effekte sind dann nutzlos. Daher niemals etwas von jemandem mitbringen lassen und auch den Kellner nicht bitten, etwas zu holen. Immer selbst gehen und sich alles selbst aussuchen.

Ein weiterer guter Trick beim Essen auswärts ist es, sich beim Frühstück erst mal einen schönen großen Kaffee (natürlich ohne Milch und Zucker) zu gönnen und den auch in aller Ruhe zu trinken. Vielleicht sogar noch ein Glas Wasser dazu. Und schon ist der Magen wieder ein wenig mehr gefüllt. Und vor allem bitte eines beachten: keine Säfte vom Buffet trinken. Die Orangen-, Apfel- und Multivitaminsäfte dieser „normalen" Frühstückswelt haben in der Regel so viel Zucker, Kohlenhydrate und Kalorien, dass der gesamte betriebene Aufwand, beim Frühstück auf die Kalorien zu achten, hinfällig wäre.

Was auch nicht zu unterschätzen ist: lieber etwas später zum Brunch kommen, niemals zu zeitig oder direkt zum Frühstück. Denn bei einem Brunch gibt es erst zur Mittagszeit die Sachen, mit denen Low Carb so richtig Spaß machen kann! Nämlich in Form von viel Eiweiß in warmen Gerichten mit Fleisch und Gemüse, das zum Mittag üblich ist. Die Kartoffeln und Kroketten dieser Mahlzeiten habe ich dann immer beiseite gelassen und mir nach einem kleinen Frühstücksteller eine Portion mit magerem warmen Fleisch und viel Gemüse geholt. Ich war total satt und hatte wenig Kohlenhydrate zu mir genommen.

Diese Tricks gelten übrigens auch, wenn man ums Frühstücken in Schnellrestaurants wie McDonalds nicht herumkommt. Das geht schon mal, aber achten Sie auch hier darauf, Ihren Kaffee ohne Milch zu trinken und statt Brötchen oder Croissants eher Fleisch zu essen.

Also, auswärtiges Frühstück ist trotz Abnehmen möglich, man muss nur eben ab und zu mit einigen kleinen Tricks arbeiten.

Apropos Trick: Zum Abschluss habe ich für Sie noch einen Tipp, den auch ich gelegentlich anwende, um regelmäßige Heißhungerattacken erfolgreich zu bekämpfen.

50. Heißhunger mit Kaffeebohnen stoppen

Last but not least möchte ich Ihnen noch einen wirklich guten Tipp gegen Heißhunger mit auf den Weg geben, der quasi während des Frühstückens geboren wurde.

Und zwar habe ich ganze Kaffeebohnen vom Frühstück aufgehoben und später, als der Heißhunger kam, einfach gekaut! Ja, das mag zunächst etwas eigenartig klingen. Aber ich kann zu diesem Tipp, zu diesem ungewöhnlichen Heißhunger-Stopper, nur eines sagen: Er funktionierte damals. Er funktioniert heute noch. Und: Er wird auch morgen noch funktionieren!

Im Ernst: Dazu nehme man noch bevor sich der Heißhunger „gefährlich nähert" beim Frühstück einfach ein, zwei, drei geröstete Kaffeebohnen aus dem heimischen Kaffeevollautomaten mit oder „mopst" sich auf Arbeit mal drei Bohnen – und beginnt dann später, wenn der kleine Hunger kommt, eine nach der anderen langsam zu kauen. Sie sind zwar sehr hart, lassen sich aber gut zerkauen und es dauert auch eine Weile, bis man die Bohnen im Mund „gemahlen" hat. Schon nach ein paar Kaffeebohnen ist der Heißhunger weg!

Einen spannenden Nebeneffekt zusätzlich zum Heißhunger stoppen, hat das Kauen von Kaffeebohnen noch: Man bleibt länger wach. Ja, und zwar weitaus mehr als beim Trinken von Kaffee. Denn beim klassischen

Brühen löst sich nur ein Teil des Koffeins im Wasser, der Rest verbleibt im Kaffeesatz. Kaut man gegen den Heißhunger aber die Kaffeebohnen, wird das gesamte in der Bohne enthaltene Koffein aufgenommen. Aber nicht zu viel essen, sonst klappts mit dem Schlankschlafen nicht.

Wem dieser Tipp vom Frühstückstisch zum Thema Heißhunger im wahrsten Sinne des Wortes nicht schmeckt, der kann es auch mit extrem scharfen Kaugummi – oder gar gefrorenen Gummibärchen probieren. Aber das ist eine ganz andere Geschichte...

Mein Leben heute

Nach neun Monaten Abnehmzeit mit Low Carb kann ich rückblickend sagen, dass ich keine Minute „gelitten" habe. Und nachdem Sie meine Frühstücksgewohnheiten nun ein Stück weit kennengelernt haben, können Sie sich vorstellen, wie ich heute esse. Noch genau so. Einmal Quark mit Kirschen, dann süßes Rührei oder freitags gerne auch mein Laugenbrezel-Croissant.

Ich habe neun Monate lang umgelernt, recherchiert und mich vom Markt inspirieren lassen – das ist nun fest verankert. Und damit will ich Ihnen natürlich auch ein Stück weit Mut machen, es mir gleichzutun. Es kann nämlich wirklich Spaß machen, sich mit einem gesunden, eiweißbetonten Frühstück auseinanderzusetzen.

Anregungen und Fragen können Sie natürlich jederzeit gern an mich herantragen. Dafür steht Ihnen mein Facebook-Profil „Minus Fünfzig" oder aber mein Blog www.abnehmen-minus50.de zur Verfügung.

Ihr Kay Schönewerk alias „Minus Fünfzig"